Die Geschichte des Pharmakologischen Instituts
der Universität Freiburg

Springer-Verlag
Berlin Heidelberg
GmbH

Klaus Starke

*Die Geschichte
des Pharmakologischen Instituts
der Universität Freiburg*

Mit 10 Abbildungen

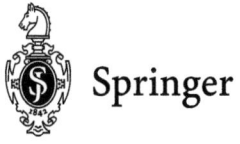 Springer

Professor Dr. Klaus Starke
Institut für Experimentelle und Klinische Pharmakologie
und Toxikologie
Albert-Ludwigs-Universität
Albertstraße 25
79104 Freiburg i. Br.

ISBN 978-3-540-20717-7   ISBN 978-3-642-18575-5 (eBook)
DOI 10.1007/978-3-642-18575-5

Bibliografische Information Der Deutschen Bibliothek
Die Deutsche Bibliothek verzeichnet diese Publikation in der Deutschen National-
bibliografie; detaillierte bibliografische Daten sind im Internet über
"http://dnb.ddb.de" abrufbar.

Dieses Werk ist urheberrechtlich geschützt. Die dadurch begründeten Rechte, insbesondere die der Übersetzung, des Nachdrucks, des Vortrags, der Entnahme von Abbildungen und Tabellen, der Funksendung, der Mikroverfilmung oder der Vervielfältigung auf anderen Wegen und der Speicherung in Datenverarbeitungs- anlagen, bleiben, auch bei nur auszugsweiser Verwertung, vorbehalten. Eine Ver- vielfältigung dieses Werkes oder von Teilen dieses Werkes ist auch im Einzelfall nur in den Grenzen der gesetzlichen Bestimmungen des Urheberrechtsgesetzes der Bundesrepublik Deutschland vom 9. September 1965 in der jeweils geltenden Fas- sung zulässig. Sie ist grundsätzlich vergütungspflichtig. Zuwiderhandlungen unter- liegen den Strafbestimmungen des Urheberrechtsgesetzes.

springer.de

© Springer-Verlag Berlin Heidelberg 2004
Ursprünglich erschienen bei Springer-Verlag Berlin Heidelberg New York 2004

Umschlaggestaltung: Erich Kirchner, Heidelberg
Herstellung und Layout: Andreas Gösling, Heidelberg
Gedruckt auf säurefreiem Papier   27/3150/ag - 5 4 3 2 1 0

Inhaltsverzeichnis

Vor 1907   1
Walther Straub und das erste Institutsgebäude   3
Paul Trendelenburg   17
Sigurd Janssen   29
Fritz Hahn   45
Georg Hertting   55
Klaus Starke, der zweite Lehrstuhl
und das zweite Institutsgebäude   67
Klaus Aktories   77
Eine Erinnerung an Otto Krayer   81
Anmerkungen   95

Vor 1907

1847 hatte Rudolf Buchheim (1820-1879) in Dorpat das erste experimentell forschende Pharmakologische Institut der Welt gegründet (1-3). Doch blieb lange umstritten, ob selbständige Pharmakologische Institute überhaupt wünschenswert, ob Forschung und Lehre über Arzneistoffe nicht bei einem praktischen Mediziner besser aufgehoben seien. Scharf gegen separate Institute wandte sich 1876 der Chirurg Theodor Billroth (1829-1894). Ihm widersprach im selben Jahr Rudolf Buchheim in seinem Aufsatz *Über die Aufgaben und die Stellung der Pharmakologie an den deutschen Hochschulen* (4).

In Freiburg war Ludwig Thomas (1838-1907) der letzte, der die Pharmakologie zusätzlich zu klinischen Fächern vertrat, und zwar zusätzlich zur Medizinischen Poliklinik und Kinderheilkunde. 1876, im Jahr der Billroth-Buchheim-Kontroverse, wurde er aus Leipzig nach Freiburg berufen. Er tat viel für alle drei Disziplinen. Zum Beispiel wurde auf seine Initiative die erste Universitäts-Kinderklinik gebaut, das Hilda-Kinderkrankenhaus. Zuweilen ist in seinen Jahren auch von einem Pharmakologischen Institut die Rede; doch dies existierte real nicht.

Walther Straub
und das erste Institutsgebäude

Am 12. März 1907, wenige Tage nachdem Thomas gestorben war, beschloß die Medizinische Fakultät, die dreifache Personalunion aufzulösen. Die Pharmakologie wurde verselbständigt. Nur ein eigenes Ordinariat, so die Fakultät, trage der Bedeutung des Faches Rechnung. Die Medizinische Poliklinik und die Pädiatrie dagegen wurden noch bis 1909 zusammen von nur einem Ordinarius vertreten.

Die Fakultät stellte auch gleich eine Berufungsliste mit zwei Positionen auf: »Primo loco Straub, Walther, ordl. Professor in Würzburg. Secundo loco Heffter, Arthur, ordl. Professor in Marburg. ... Die Facultät hat [Straub] deshalb in erster Linie genannt, weil er unter den Pharmakologen als ein auf physiologischem wie chemischem Gebiet vortrefflich durchgebildeter Forscher gilt.« (2)

Am 26. Juni 1907 wurde Straub von der badischen Regierung zum ordentlichen Professor für Pharmakologie ernannt. Neben einem Gehalt von jährlich 5.500 M und 1.200 M Wohnungsgeld pro Jahr wurden ihm 1.700 M als Umzugsentschädigung bewilligt. Zugleich erhielt er gegen ein Jahreshonorar von 1.500 M einen Lehrauftrag für Pharmakognosie.

1907 – sechzig Jahre nach der Dorpater Gründung – ist das Geburtsjahr einer selbständigen Pharmakologie in Freiburg.

Am 21. Februar 1908 hielt Straub seine Antrittsvorlesung »Gift und Organismus«.

Walther Straub (Abb. 1) wurde am 8. Mai 1874 in Augsburg geboren. Er studierte in München, Tübingen und Straßburg Medizin. 1897 wurde er mit einer am Physiologischen Institut München angefertigten Dissertation zum Dr.med. promoviert. In der Münchener Physiologie lernte er Otto Frank (1865–1944) kennen, bekannt vom Frank-Starling-Mechanismus. Anschließend arbeitete er bis 1905 bei Rudolf Boehm (1844–1926) am Pharmakologischen Institut Leipzig – er gehört zur Boehmschen Pharmakologenschule (5). 1900 habilitierte er sich mit einer Arbeit *Über die Wirkung des Antiarins am ausgeschnittenen, suspendirten Froschherzen* (6). 1904, gerade 30 Jahre alt, erhielt er einen Ruf als außerordentlicher Professor für Pharmakologie nach Marburg. Bereits ein Jahr später wurde er ordentlicher Professor in Würzburg, und wieder ein Jahr später in Freiburg.

Straub blieb in Freiburg bis 1923. 1908–1909 und 1916–1917 war er Dekan der Medizinischen Fakultät. Zwar lehnte er 1908 einen Ruf nach Berlin ab, 1922 aber nahm er nach zweieinhalbjährigen Verhandlungen einen Ruf nach München an. Er schrieb nach Karlsruhe: »Ein kürzlich eingetroffenes Schreiben ... hat meine letzten Bedenken gegen die Annahme des Rufes nach München zerstreut. ... Ich bitte Sie, hochverehrter Herr Geheimrat, schon aus der Langwierigkeit der Verhandlungen entnehmen zu wollen, daß es mir gar nicht leicht gefallen ist, den

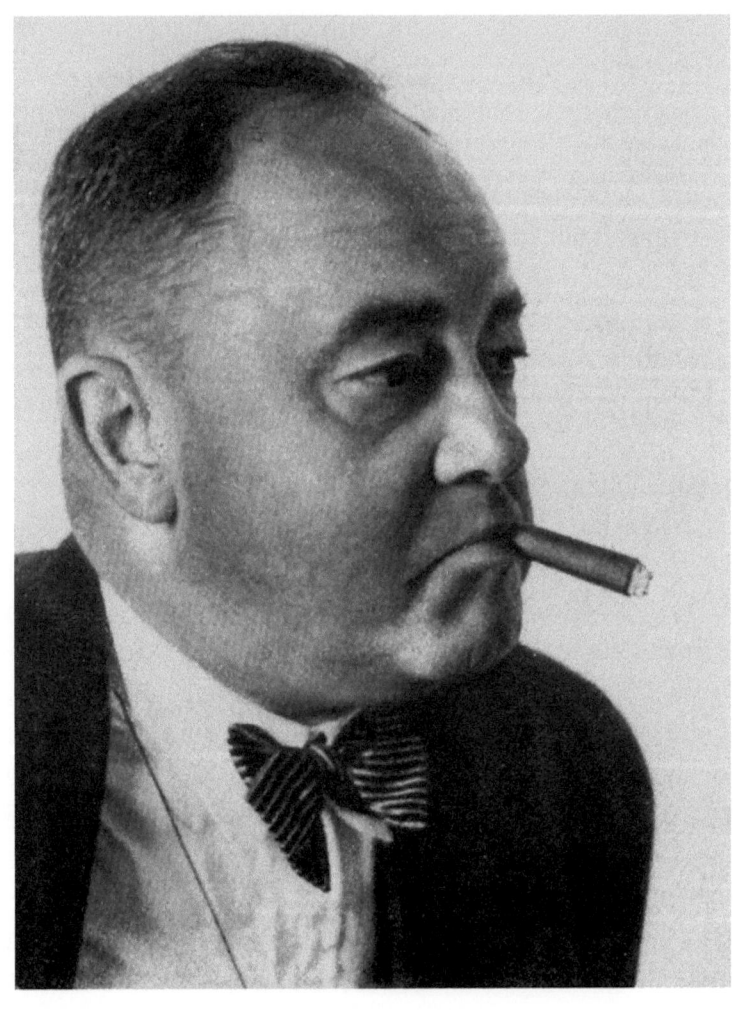

Abb. 1. Walther Straub (1874–1944)

Entschluß zu fassen. Ich weiß, welch hohes Maß an verständnisvollem Wohlwollen die badische Regierung immer für mich und meine Frau gehabt hat und wie viel ich dieser Förderung während 14 Jahren zu verdanken habe. ... Mit dieser Versicherung möchte ich den entscheidenden Schritt nach der alten Heimat tun. Mit ausgezeichneter Hochachtung Ihr dankbarst ergebener W. Straub.« (2)

Am 1. April 1923 wurde er aus dem badischen Staatsdienst entlassen, und am selben Tag trat er seinen Dienst in München an. An sein schönes Freiburger Institut, gleich zu schildern, hat er vermutlich in München wehmütig zurückgedacht; dort in der Nußbaumstraße war die bauliche Unterbringung »eine Quelle ständigen Verdrusses« (2). 1939 erlitt er einen Schlaganfall, von dem er sich nicht mehr recht erholte. Am 11. Juli 1944 erlebte er die weitgehende Zerstörung des Münchener Instituts. Von einer Bank in der Nußbaumstraße gegenüber sah er zu, wie das Gebäude nach dem Einschlag von Phosphorbomben niederbrannte. Aus einem Brief an seinen Bruder: »Wie Du weißt, bin ich völlig ausgebombt und mittellos. ... Mir geht es sehr schlecht.« (2) Am 20. Oktober 1944 ist er nach einem zweiten Schlaganfall in Bad Tölz gestorben.

Es war der Fakultät in jener entscheidenden Sitzung vom 12. März 1907 klar, daß für die Pharmakologie in Freiburg »in erster Linie ein eigenes Institut« fehle und »nur dann eine erste Kraft gewonnen werden [könne], wenn man dem zu berufenden Herrn eine bindende Erklärung über die Erstellung eines Neubaus geben würde« (2). Die Zusage eines Neubaus ab 1910 erhielt Straub; aber als bindend erwies sie sich nicht. Zunächst mußte er jedenfalls mit einem Provisorium vorliebnehmen. Seit 1873 war in dem Gelände zwischen der Katharinen- und der Merianstraße (heute Sautierstraße), südlich der Johanniter-Straße (heute Hermann-Herder-Straße) ein neuer Botanischer Garten der Universität entstanden, und 1879 bis 1880 wurde in ihm ein neues Botanisches Institut errichtet, insgesamt »eine harmonische Anlage, die – wie heute vom Gewerbebach durchflossen – den aufgelockerten und baumbestandenen Charakter des ganzen Viertels zu bestimmen begann« (3). Als nun 1907 Friedrich Hermann Hildebrand (1835–1916), der letzte Botaniker, der der Medizinischen Fakultät angehörte, ausschied, wies die badische Regierung das Botanische Institut der Pharmakologie zu. Die Botaniker mußten in die Alte Universität neben der Universitätskirche ziehen. Mit 10.000 M für bauliche Veränderungen und 20.000 M für die Inneneinrichtung wurde das Botanische Institut den Bedürfnissen der Pharmakologie angepaßt.

Erst 1913 kam aus Karlsruhe die endgültige Neubauzusage. Während der Botanische Garten ein weiteres Mal verlegt wurde, an die Schänzlestraße, entstand ab 1914 auf seinem bisherigen Platz, und zwar auf einem zwischen Johanniter-Straße und Gewerbebach gelegenen dreieckigen Stück, Straubs neue Pharmakologie. Als sie 1917 fertig war, hatte sie, den Tierstall eingeschlossen, 277.401,20 M gekostet. Viergeschossig, der Sockel aus Sandstein, wendet sie ihre Hauptfassade nach Westen, über dem Eingang auf einer rechteckigen Sandsteinplatte »Pharmakologisches Institut« bezeichnet. Die Riefelungen und ionischen Kapitelle der Pilaster der Fassade, in der Bauskizze vorgesehen, hat der erste Weltkrieg unterdrückt (Abb. 2). »Straub war im Rahmen der begrenzten Mittel (weder wilhelminischer Glanz noch amerikanische Rekorde) ein intelligenter Bauherr.« (7) Im Protokoll der Bauabnahme 1916 heißt es: »Der Bau ist in seinem

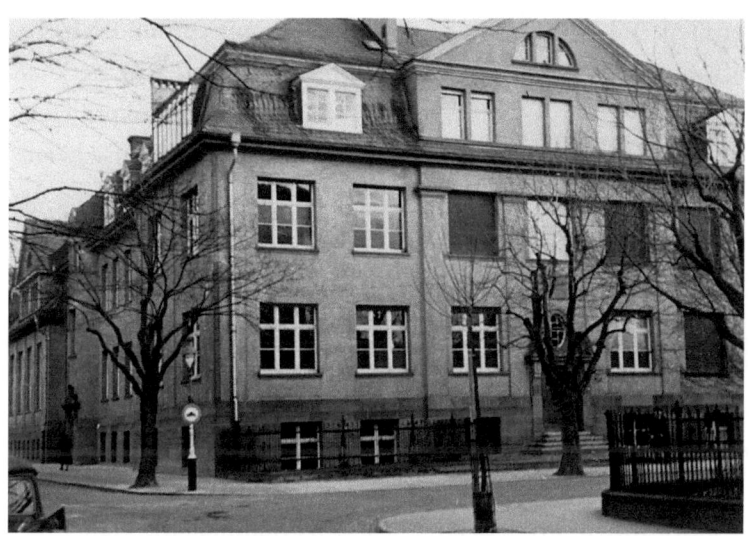

Abb. 2. Das Pharmakologische Institut, Hermann-Herder-Straße 5, vor der Kriegszerstörung

großen Teil ein Kind des Krieges; die damit verbundenen Erschwerungen machen sich an verschiedenen Stellen bemerkbar. ... [Trotzdem] macht das Haus im Innern und im Äußern einen durchaus guten Eindruck, sowohl in konstruktiv-technischer als auch in formaler Hinsicht. Die Konstruktionen, auch jene des Terrazobodens, sind gut ausgeführt, das Äußere des Hauses spricht eine bescheidene und einfache, aber dem Zwecke angemessene und wohltuende Sprache.« (2)

1919 bezog Straub das zur Direktorwohnung ausgebaute Dachgeschoß.

Das Gebäude, Katharinenstraße 29, später umgeordnet nach Hermann-Herder-Straße 5, wurde vorbildlich. Aus Bonn, Düsseldorf, Athen, Köln, Belgrad, Gießen erbat man die Pläne.

Das alte Botanische Institut aber wurde nach dem Auszug der Pharmakologie zum Physiologisch-chemischen Institut und blieb es bis zu seiner vollständigen Zerstörung am 27. November 1944.

Die oben genannte Leipziger Habilitationsschrift (6) gehört zu einem von Straubs Hauptforschungsgebieten, der Pharmakologie der Herzglykoside – Antiarin ist ein Herzglykosid. Die Gedanken seines Freundes Otto Frank haben ihn dabei befruchtet. Ein wichtiges Versuchsmodell wurde das »Straubsche Froschherz« – es »erfreut sich ... der Sympathie aller Pharmakologen« (8). So bekannt wurde es, daß Straub mit ihm seinen Namen außer in die Autorenzeile auch in den Titel einer Publikation einführen konnte: W. Straub: *Vorrichtung zur Verhütung des Leertropfens des ausgeschnittenen Froschherzens nach Straub* (9). Ein Jahr nach seinem Wechsel nach München, 1924, hat Straub das Wissen seiner Zeit in einer Übersicht *Die Digita-*

lisgruppe im *Handbuch der experimentellen Pharmakologie* dargestellt.

Straub war vielseitig (2, 5, 10, 11). Ein paar Freiburger Titel mögen seine Spannweite belegen (2): *Über chronische Vergiftungen, speziell die chronische Bleivergiftung* (1911); *Vorlesungsversuche zur Theorie der Narkose* (1912); *Sparsam mit Überseedrogen* (1914); *Über Digitaliskultur* (1917); *Vom Schlafen, Rauchen und Kaffeetrinken* (1920); *Naturwissenschaften und Pharmakologie im klinischen Unterricht* (1920); *Die Stellung der Balneologie zur Pharmakologie* (1922).

Er entwickelte eine allgemeine Theorie der Pharmakawirkungen. Einige Pharmaka wie das Muscarin und das Adrenalin, meinte er, wirkten dadurch, daß sie die Zellmembran durchquerten. Sie wirkten deshalb nur bei einer Konzentrationsdifferenz, einem Konzentrationspotential, zwischen Extra- und Intrazellulärraum. Glichen sich die Konzentrationen an, dann hörte die Wirkung auf. Solche Pharmaka waren »Potentialgifte«. Die Potentialgifttheorie ist heute verlassen. Friedrich Hartmut Dost (1910–1985), den Begründer der klinischen Pharmakokinetik, einen unabhängigen Denker, hat sie aber noch viele Jahre später angezogen (Seite 37 in Anm. 10).

Hier sei noch eine kleine, aber folgenreiche Freiburger Entdeckung erwähnt. Straub berichtete darüber in der ordentlichen Sitzung der Freiburger Medizinischen Gesellschaft vom 18. Juli 1911: »Wenn man weißen Mäusen unter die Rückenhaut eine kleine Quantität Morphin injiziert, so gerät ihr Schwanz in eine katatonische Starre, die sich darin äußert, daß er sich in stärkster Dorsalflexion nahezu parallel zur Wirbelsäule legt, je nach der Dosengröße hält dieser Zustand bis viele Stunden an. Nach Untersuchungen von Medizinal-Praktikant O. Hermann ist die unterste Menge Morphin, die diese Reaktion noch sicher gibt, 0,01 mg. ... Die Reaktion ist spezifisch für Morphin und tritt mit anderen Alkaloiden nicht ein.« (12) Das »Straubsche Mäuseschwanzphänomen« wurde berühmt. Mit ihm wurde zum Beispiel das Pethidin als Opiat identifiziert (Seite 56 in Anm. 10). Datenspeicher machen es möglich, seinen Weg in der Literatur der letzten Jahre zu verfolgen. Seit dem Beginn der elektronischen Speicherung enthielten die Titel oder Zusammenfassungen wissenschaftlicher Publikationen den »Straub tail« oder gar, Straub depersonalisierend, »straub tail«

1977	4mal	1978	9mal	1979	7mal	1980	8mal
1981	7mal	1982	1mal	1983	4mal	1984	8mal
1985	5mal	1986	6mal	1987	2mal	1988	6mal
1989	9mal	1990	8mal	1991	5mal	1992	8mal
1993	7mal	1994	4mal	1995	2mal	1996	2mal
1997	3mal	1998	2mal	1999	3mal	2000	3mal
2001	4mal	2002	2mal	zusammen	129mal.		

Merkwürdige Formulierungen hat Straub inspiriert, etwa in folgendem Titel: »5-HT$_3$ receptor antagonists inhibit the response of κ opioid receptors in the morphine-reduced Straub tail.« (13) Es gibt inzwischen auch einen »anti-Straub tail assay«, in dem »anti-Straub tail activity« gemessen wird. (14)

Als die Tschechoslowakei anläßlich des Zweiten Pharmakologischen Weltkongresses, Prag 1963, eine Sonderbriefmarke herausbrachte, wählte sie Straubs Phänomen als Symbol. Abbildung 3 zeigt die Marke, projiziert auf ein Foto aus der Arbeit von O. Herrmann, die die Freiburger Ergebnisse ausführlich dokumentierte (15).

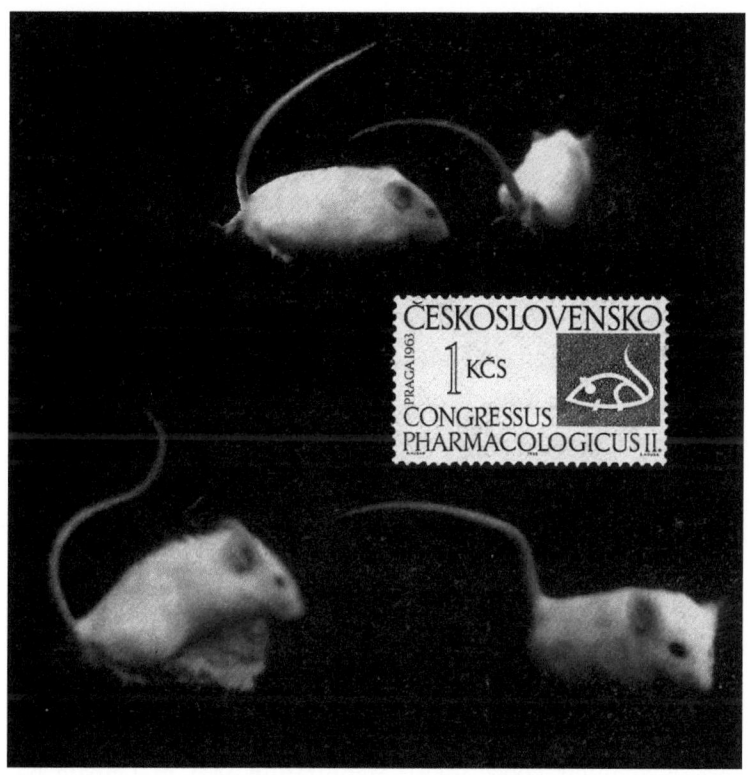

Abb. 3. Das »Straubsche Mäuseschwanzphänomen«

Wichtige Mitarbeiter in Straubs Freiburger Institut waren in der Reihenfolge ihres Eintritts:

Hermann Fühner (1871-1944). Er kam mit Straub aus Würzburg. Habilitation 1907 in Freiburg. Später Ordinarius in Königsberg, Leipzig (Nachfolger Boehms) und Bonn.
Paul Trendelenburg (1884-1931). Eintritt ins Institut 1908. Habilitation 1912. Weiteres im Abschnitt Trendelenburg.
Konrad Fromherz (1883-1963). Eintritt ins Institut 1913. Habilitation 1927 in München bei Straub. Pharmakologe bei Hoffmann-La Roche in Basel.
Gerhard Stroomann (1887-1957). Eintritt 1913. Ab 1920 leitender Arzt des Kurhauses Bühlerhöhe.
Georg Pietrkowski. Eintritt 1915. Weiteres im Abschnitt Janssen.
Hermann Wieland (1885-1929). Habilitation 1915 in Straßburg bei Oswald Schmiedeberg (1838-1921). Eintritt ins Freiburger Institut 1919. Später Ordinarius in Königsberg und Heidelberg.
Joseph Schüller (1888-1968). Habilitation 1921 in Leipzig bei Boehm. Eintritt ins Freiburger Institut 1921. Ab 1922 Ordinarius in Köln.
Felix Haffner (1886-1953). Habilitation 1922 in München. Eintritt ins Freiburger Institut 1922. Später Ordinarius in Königsberg und Tübingen.

In Straubs Freiburger Zeit fiel die Gründung der Deutschen Pharmakologischen Gesellschaft 1920 in Bad Nauheim, bei der Straub den aktivsten Part spielte (16, Seite 93 in Anm. 10). In Freiburg wurde vom 29. September bis 1. Oktober 1921 die erste selbständige Tagung abgehalten. Es gab 29 Vorträge. Otto Loewi

(1873–1961) sprach über seine frische große Entdeckung. Erich Muscholl zitiert aus Heubners Tagebuch (17): »30.9. Zweiter Sitzungstag, große Digitalisdebatte; sehr wichtiger Vortrag von Loewi (humorale Herznervenwirkung); eigener Vortrag über Kalk (mit Rona). [1.10.] Vormittags letzte Sitzung der Tagung, von mir geschlossen. Mittags bei Straub eingeladen; danach gemeinsame Fahrt – freilich nur eines Bruchteils der gesamten Teilnehmer – nach Badenweiler.« Muscholl hat ein schönes Foto aus Badenweiler veröffentlicht und die 39 Abgebildeten identifiziert (mit 5 Fragezeichen) und ihre Geschichte erzählt (17).

Schließlich war Straub 24 Jahre lang, von 1921 bis 1944, als Nachfolger von Schmiedeberg Herausgeber des *Archivs für experimentelle Pathologie und Pharmakologie*. Unter ihm erhielt es 1925 den Namen *Naunyn-Schmiedebergs Archiv für experimentelle Pathologie und Pharmakologie*. (10)

Gerhard Stroomann schreibt in *Aus meinem roten Notizbuch* (7): »Walther Straub kam 1907 nach Freiburg als Ordinarius für Pharmakologie, eben 33 Jahre alt. Dieses Fach gab es bis dahin in Freiburg nicht. Es wurde geschaffen durch die seit 1904 ›modern‹ sich entwickelnde Fakultät, in die [der Pathologe] Aschoff, [der Psychiater] Hoche und [der Gynäkologe] Krönig als neue Motoren (in diesem Fall norddeutsche Motoren) eingetreten waren. ... In diese Gruppierung trat als ein sofort neuartiges Element Walther Straub ein. Es ist nicht abgeschmackt zu sagen, daß jetzt ein genialer Mann in Freiburg erschienen war. Das Fach der Pharmakologie hatte bis dahin in Freiburg der ›alte Thomas‹ vertreten, der außerdem die Kinderklinik besorgte und gar noch die medizinische Poliklinik, ein grenzenlos unhygienisches Lokal auf dem Münsterplatz. Die Pharmakologie war also bis 1907 in den Händen der Internisten. Schmiedebergs prägende Kräfte in dem nahen Straßburg hatten keine Strahlungen bis in unsere Stadt, die behutsam vorzugehen wünschte.« Über die Atmosphäre im Institut: »Völlige Freiheit, Heiterkeit und tiefer Ernst, Spiel und schwere Arbeit – ich habe nie wieder etwas Ähnliches erlebt.«

Marie-Luise Back (2): »Für die Freiburger Pharmakologie war entscheidend, daß sie mit Straub gleich in der schwierigen Phase der Lehrstuhlerrichtung eine Persönlichkeit gewonnen hatte, die es verstand, die inneren wie äußeren Belange dieses Fachs souverän zu vertreten. Sein Interesse an praktischen und methodischen Fragen war ebenso groß wie an rein theoretischen, salopp ausgedrückt könnte man Straub – was zur damaligen Zeit im Gegensatz zu heute geschätzt war – einen Allround-Pharmakologen nennen.«

Eduard Seidler (3): »Straub ... schuf in Freiburg aus dem Nichts heraus ein in kurzer Zeit wissenschaftlich hoch qualifiziertes und anerkanntes Institut.«

Paul Trendelenburg

Im Dezember 1922 – Straub hatte sich für München entschieden – beschloß die Medizinische Fakultät folgende Liste für die Nachfolge: »1. Dr. P. Trendelenburg in Rostock, 2. Dr. O. Loewi in Graz, 3. Dr. H. Wieland in Königsberg.« (2)

Zu dieser Liste gab der Pathologe Ludwig Aschoff (1866–1942) ein Sondervotum ab: »Nach dem übereinstimmenden Urteil führender Pharmakologen sind die zur Zeit hervorragendsten hier in Betracht kommenden Pharmakologen die Herren Magnus in Utrecht, Loewi in Graz, Trendelenburg in Rostock. In dieser Reihenfolge wurden sie nach ihren bisherigen Leistungen abgestuft. ... Die Fakultät hat nun Herrn Loewi an zweite Stelle gesetzt. Ich muß darin für den um 10 Jahre älteren, der Summe seiner Leistungen nach durchaus vor Trendelenburg stehenden, in den wissenschaftlichen Kreisen besonders hoch geschätzten Forscher und hervorragenden Lehrer eine unnötige Zurücksetzung erblicken. Sie wird es zweifellos erschweren, Herrn Loewi zu gewinnen, wenn Trendelenburg aus irgend welchen Gründen ablehnen sollte. Will man also ernstlich mit einer etwaigen Annahme des Rufes durch Loewi rechnen, so muß man ihn entweder vor oder aequo loco mit Trendelenburg setzen. ... Ich sehe mich daher zu dem Gegenvorschlag gezwungen: An erster Stelle und aequo loco Loewi – Graz und Trendelenburg – Rostock, an zweiter Stelle Wieland – Königsberg.« (2)

Der Ruf erging an Trendelenburg. Er, den gleichzeitig auch ein Ruf nach seiner Geburtsstadt Bonn erreichte, antwortete: »Daß mich vieles zurück nach Freiburg zieht, und daß kein Ruf mich so erfreuen konnte, wie der auf den frei gewordenen Lehrstuhl meines verehrten Lehrers, bedarf wohl keiner näheren Versicherungen. Der Zustand des Institutes und seine Einrichtung kann natürlich keine Bedenken aufkommen lassen. Es sind höchstens Kleinigkeiten, die zu erörtern wären.« (2) Die Petitessen wurden geregelt – so paßte das Karlsruher Ministerium das Gehalt der höheren Bonner Offerte an. Am 1. April 1923, am selben Tag wie Straub in München, begann Trendelenburg sein Ordinariat in Freiburg.

Paul Trendelenburg (Abb. 4) wurde am 24. März 1884 in Bonn geboren. Sein Vater, Friedrich Trendelenburg (1844–1924), war dort Direktor der Chirurgischen Universitätsklinik. Nach ihm sind unter anderem der Trendelenburg-Test auf Venenklappeninsuffizienz und das Trendelenburg-Zeichen bei Lähmung der Mm. glutaei benannt. Paul Trendelenburg studierte in Grenoble, Leipzig und Freiburg Medizin. 1908 begann er in der Pharmakologie bei Straub mit seiner Doktorarbeit. Straub: »Im Buche meiner wissenschaftlichen Mitarbeiter steht auf Seite 1 als Nr. 1: Trendelenburg, Paul, Medizinalpraktikant aus Leipzig, Januar – März 1908. Thema der Arbeit: Über den Wirkungsmechanismus und die Wirkungsintensität verschiedener glykosidischer Herzgifte. Ich sehe ihn noch vor mir, den Kandidaten im Staatsex-

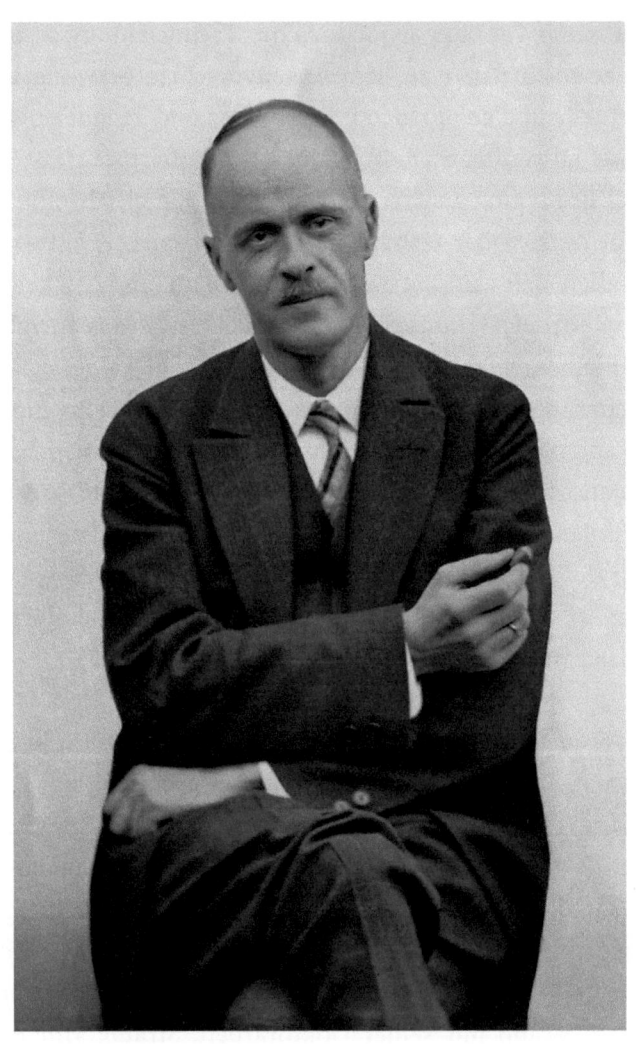

Abb. 4. Paul Trendelenburg (1884–1931)

amen, aus dessen Antworten mehr das Verstehen wie das Gelernthaben herausdrang, wie er mich nach beendeter Examensprozedur um eine Doktorarbeit bat. Gerne nahm ich ihn in mein Institut auf. Es war ein etwas komisches Häuschen, das alte Freiburger Pharmakologische Institut, Platz gab es keinen, aber die Insassen kamen sich in jeder Beziehung nahe.« (2) 1912 habilitierte sich Trendelenburg mit einer Arbeit *Physiologische und pharmakologische Untersuchungen an der isolierten Bronchialmuskulatur* (18).

Gegen Ende des Ersten Weltkriegs erhielt er seinen ersten akademischen Ruf. Das Unterrichtsministerium in Karlsruhe schrieb an die Medizinische Fakultät: »Das Armeeoberkommando 8 hat telegraphisch um Beurlaubung des Professors Dr. Trendelenburg zur Übernahme eines Lehrauftrags an der Universität Dorpat für die Zeit vom 1. September bis 31. Dezember d.J. [1918] gebeten. Wir ersuchen um umgehende Äußerung, ob gegen die Beurlaubung Bedenken bestehen.« Es war die chaotische Zeit zwischen der Zugehörigkeit Estlands zu Rußland und seiner Selbständigkeit. Bedenken bestanden in Freiburg nicht, und Trendelenburg lehrte für einige Monate an der kurzlebigen deutschen »Landesuniversität Dorpat«, nach Rudolf Buchheim (Tätigkeit in Dorpat 1847–1867), Oswald Schmiedeberg (1867–1872), Rudolf Boehm (1872–1881), Hans Horst Meyer (1882–1884), Rudolf Kobert (1886–1896) sowie – während der Russifizierung – Stanislaw Czirwinsky (1897–1902) und David Lavrov (1902–1918) (19). Es hat ihn sicher gefreut, einen Platz in dieser Gelehrtenreihe, der berühmtesten der Pharmakologiegeschichte, zu finden.

Anfang 1919 zurück in Freiburg, schrieb er an eine seiner Schwestern: »Halte mir den Daumen, ein Pharmakologe hat das Zeitliche gesegnet.« (2)

Gemeint war der gerade erwähnte Rudolf Kobert (1854–1918), zuletzt Lehrstuhlinhaber in Rostock. Wie erhofft, wurde Trendelenburg sein Nachfolger. Er blieb in Rostock bis 1923. Dann kamen der Freiburger und der Bonner Ruf.

Wie froh auch seine Antwort auf den Ruf klingt – leicht fiel Trendelenburg die Entscheidung für Freiburg und gegen Rostock und Bonn nicht. Zwar heißt es später »Stadt, Institut und alte Liebe zogen ihn wieder dorthin«, und es lockte »das neue, reich ausgestattete Institut, eines der schönsten in Deutschland«, aber »norddeutsches Klima und Wesen entprachen Paul Trendelenburg besser«, und »das Freiburg von 1923 war nicht mehr das von 1908, und der Mann war es auch nicht mehr«. (2) Das letzte Zitat stammt von Straub, der damit Trendelenburgs schon lange bestehende Krankheit andeutete: eine Tuberkulose. Schließlich wußte Trendelenburg, daß er zumindest *einem* Fakultätsmitglied nicht willkommen war: hinter Aschoffs Sondervotum stand wohl eine in Trendelenburgs Assistentenzeit zurückreichende Inkompatibilität. (2)

Trendelenburg zog mit seiner Familie in die Direktorenwohnung im Dachgeschoß. Hier wuchsen die vier Kinder heran, die ersten drei in Paul Trendelenburgs ersten Freiburger Zeit geboren, das jüngste, Ullrich, 1922 in Rostock. Der große Institutsgarten, zum Gewerbebach hin und weit darüber hinaus, bot ihnen Platz zum Spielen. Zu den Hörern von Trendelenburgs Vorlesungen gehörte die Medizinstudentin Edith Bülbring (1903–1990), mit deren Familie Trendelenburg befreundet war. Das Fotolabor des Instituts diente ihr abends und nachts als Studentenwohnung – ein Raum, der trotz elterlichen Verbots (»Edith muß lernen!«) »was periodically invaded by Trendelenburg's children« (20).

Trendelenburg blieb bis 1927 in Freiburg. Dann übernahm er als Nachfolger von Arthur Heffter (1859–1925) das Pharmakologische Institut in Berlin. Aber schon 1931, am 4. Februar, erlag er seiner Krankheit, noch nicht 47 Jahre alt. Otto Loewi bei der Versammlung der Deutschen Pharmakologischen Gesellschaft in Wiesbaden 1932: »Zum leider letztenmal sah ich ihn gerade vor 2 Jahren hier in Wiesbaden. Matt und fiebernd war er von Berlin gekommen, hier bei der Internistentagung zu referieren. Matt und fiebernd hielt er sein ausgezeichnetes nachwirkendes Referat über die Funktion der Hypophyse. Von seinem Zustand ließ er sich nichts anmerken. Das war Paul Trendelenburg.« (21)

Trendelenburgs Habilitationsschrift (18) war die erste systematische Analyse der Pharmakologie der bronchialen Ringmuskulatur. (5)

Gerhard Stroomann über Trendelenburg zur Zeit seiner Habilitation (7): »Einem beugte [Straub] sich: wenn Paul Trendelenburg operierte. Dann kam er und sah schweigend zu. Vielleicht war Paul Trendelenburg einer der größten Operateure. Nie wieder aber habe ich es so erlebt, wie in jeder Phase die *Idee* aufleuchtete, die Fragestellung, die Antwort. Wer je den Sinn eines Tierexperimentes begreifen wollte, mußte es so erleben.«

Und an anderer Stelle: »Ich habe die in jedem Griff neuschöpferische, genial, wie spielend einfallsreiche Kunst Walther Straubs bewundert und die chirurgisch souveränen, unerhört plastischen Operationen Paul Trendelenburgs, Geist in jedem Schnitt.« (7)

»*Physiologische und pharmakologische Versuche über die Dünndarmperistaltik* lautet der Titel der Arbeit aus den letzten Assistentenjahren, die Paul Trendelenburg selbst für die wertvollste seiner Arbeiten gehalten hat. Jene Versuche hatten ihm zum ersten Male das subtile Erlebnis der Einsicht in eine physiologische Gesetzmäßigkeit vermittelt, als er den Kausalnexus zwischen Innendruckveränderung und Eintritt der peristaltischen Bewegung entdeckte.« (22) Über die Pharmakologie des Darmes hatte Trendelenburg schon länger geforscht. Was aber dann geschah, muß, folgt man Straub, eine Überraschung gewesen sein: »Bis dahin hatten wir uns im Freiburger Institut brav damit begnügt, die so stark bewerteten, so schön weiß auf schwarz zu konservierenden Pendelbewegungen des ausgeschnittenen Dünndarmstücks als Ausdruck von Funktion anzusehen. Da machte er die Beobachtung, daß wenn man so einen Darm, wie es physiologisch das gegebene ist, von innen langsam füllt, bei einem bestimmten Druck eine riesige Bewegung auftritt, die den Schreibhebel zur Entgleisung bringt. Er erkannte sofort, daß *das* die Peristaltik ist und die Pendelbewegungen nun für uns ausgespielt haben. Die systematische Bearbeitung dieser Beobachtung machte er so gründlich, daß auf diesem Gebiet heute nur noch ›Modifikatoren‹ ihr Auskommen finden.« (23)

Die Arbeit (24) ist fundamental für unser Verständnis der Peristaltik (Seite 40 in Anm. 10). Eines von Trendelenburgs Pharmaka war Morphin. Er fand, daß es beim Meerschweinchen-Ileum die Peristaltik höchst wirksam hemmte. Das Meerschweinchen-Ileum wurde dann ein kardinales Modell zur Erforschung der Opioide und ihrer Rezeptoren. Die britischen Mitarbeiter von Hans Kosterlitz (1903–1996) *mußten* das 75 Seiten lange Opus lesen. Man mag schon ein wenig berührt sein, wenn man feststellt, daß, so wie Paul Trendelenburg 1917 in Freiburg die Hemmung der cholinergen Neurotransmission durch Morphin fand (am Merschweinchen-Dünndarm), sein

Sohn Ullrich 40 Jahre später, 1957, in Oxford die Hemmung der noradrenergen Neurotransmission durch Morphin entdeckte (an der Nickhaut der Katze; Seite 41 in Anm. 10).

Für die Besucher von *Vanity Fair*: Paul Trendelenburgs Aufsatz von 1917 wurde in den Jahren von 1945 bis 1990 285mal zitiert (Seite 80 in Anm. 10).

Für Trendelenburgs persönliche wissenschaftliche Entwicklung wurde ein vorletztes hier zu nennendes Freiburger Thema wichtig: die Messung des Adrenalin-Gehaltes des Blutes. Er benutzte dazu einen von ihm selbst weiterentwickelten bioassay: das Trendelenburgsche Froschgefäßpräparat. Dabei werden die Hinterbeine des Frosches über eine Aortenkanüle mit Ringer-Lösung durchströmt und die aus der Vena abdominalis fallenden Tropfen gezählt. Straub zu dem Eponym: »Historische Gerechtigkeit würde verlangen, daß man dieses unglückselige Präparat, das jeder Trottel erfinden kann, Fraser-Straub-Trendelenburgsches Präparat nennt. Diese Nennerei klingt wie eine Geburtszange. Ich bin dafür, daß ich mich zurückziehe, wie ich immer getan habe, und das Präparat fortan Trendelenburgsches Präparat heißt.« (2)

Wie Trendelenburg im Serum zunächst 1000fach zu hohe Konzentrationen maß, wie der Fehler erkannt und durch eine bei der Gerinnung aus den Thrombocyten freigesetzte Substanz erklärt wurde, das heutige Serotonin, und wie Trendelenburg sich schließlich korrigierte – das ist eine lehrreiche Geschichte für sich (Seite 36–40 in Anm. 10). Die korrigierten Werte – eine obere Grenze von 0,5–1 ng/ml – waren die ersten korrekten Bestimmungen des Adrenalins im Blut (Seite 39 in Anm. 10). Trendelenburg folgerte: »Da die bestenfalls vorhandene Adrenalinkonzentration des Blutes so weit unter dem für Blutdruck und Darm gültigen Schwellenwert gelegen ist (die Angaben über den Hyperglykämie bewirkenden Schwellenwert sind zu ungenau, um verwertbar zu sein), erscheint es recht *unwahrscheinlich, daß das aus den Nebennieren abgegebene Adrenalin im normalen Organismus zur Dauerreizung seiner Organfunktionen verwendet wird.*«

In diesem Satz lenkt Trendelenburg zur allgemeinen Endokrinologie hin. Sie wurde das große Thema seiner späteren Jahre. Besonders beschäftigte ihn der Hypophysenhinterlappen. Noch in Freiburg stellte er fest, daß die uterusstimulierenden und antidiuretischen Substanzen im Gehirn synthetisiert wurden und daß der Gehalt im Tuber cinereum am höchsten war. Auch wenn die Terminologie noch tastete: Trendelenburg und seine Mitarbeiter haben das Phänomen der Neurosekretion, der Hormonbildung in und Hormonfreisetzung aus Nervenzellen, erkannt (2, 5, Seite 48 in Anm. 10).

Übersichten sollten das Werk abrunden. Aus Freiburg stammt der Artikel *Adrenalin und adrenalinverwandte Substanzen* im *Handbuch der experimentellen Pharmakologie* 1924. Auf zwei Bände geplant waren *Die Hormone, ihre Physiologie und Pharmakologie*. Der erste, noch weitgehend aus Freiburg und die *Keimdrüsen*, die *Hypophyse* und die *Nebennieren und sonstiges chromaffine Gewebe* enthaltend, erschien 1929. Die Vollendung des zweiten Bandes, *Schilddrüse, Nebenschilddrüsen, Inselzellen der Bauchspeicheldrüse, Thymus* und *Epiphyse*, gelang Trendelenburg nicht mehr. Er vertraute ihn drei Wochen vor seinem Tod seinem Schüler Otto Krayer an, der den Band 1934 publizierte.

Drei wichtige Mitarbeiter Trendelenburgs in Freiburg waren:

Fritz Eichholtz (1889–1967). Er kam mit Trendelenburg aus Rostock. Habilitation 1923 in Freiburg. Später Lehrstuhlinhaber in Königsberg und Heidelberg.

Sigurd Janssen (1891–1968). Eintritt ins Institut 1923. Habilitation 1926. Weiteres im Abschnitt Janssen.

Otto Krayer (1899–1982). Eintritt ins Institut 1925. Er begleitete Trendelenburg nach Berlin, wo er sich 1929 habilitierte. In Berlin stieß auch Edith Bülbring wieder zu Trendelenburg. Mit Krayer, Bülbring und Marthe Vogt (1903–2003) gehörten drei später berühmte Wissenschaftler, die unter den Nationalsozialisten emigrierten, zu Trendelenburgs Berliner Gruppe. Über Krayer wird ganz am Ende ausführlicher zu handeln sein.

Ein ebenfalls von Erich Muscholl veröffentlichtes Foto zeigt mit Trendelenburg unter anderem Janssen, Krayer und Georg Pietrkowski im Garten des Instituts. (17)

Neben seiner pharmakologischen Grundlagenforschung blieb Trendelenburg die Kraft für die Umsetzung in Therapie. 1926 erschien die erste Auflage seiner *Grundlagen der allgemeinen und speziellen Arzneiverordnung*. Die zweite Auflage folgte 1929, die dritte bis siebte erschienen posthum, die siebte, herausgegeben von Otto Krayer, Boston, und Manfred Kiese, München, 1952 (5). Das Pharmakologische Institut besitzt die erste, zweite und vierte Auflage als Geschenk von Edith Bülbring, die erste mit Trendelenburgs Widmung: »Mit besten Weihnachtswünschen, 22.12.26, d.V.«.

»Dies Buch versucht, dem Studierenden der Medizin und dem Arzte die Grundlagen der praktischen Arzneibehandlung zu vermitteln. Es hält sich bewußt von aller Theorie frei, verzichtet auf alle Erörterungen über das Wesen der Wirkung der einzelnen Mittel.

»... Verschiedene Umstände machen es dem Arzte seit einigen Jahrzehnten immer schwerer, den therapeutischen Wert seiner Arzneibehandlungen zu beurteilen. Früher war der Arzneischatz etwas relativ stabiles und die Stimmen, die seinen therapeutischen Wert beurteilten, bemühten sich im allgemeinen der Objektivität. Seit die Arzneimitteldarstellung fast ganz dem Kapitalismus unterworfen ist, erschwert die Unsumme immer neu auftretender Spezialitäten und die oft recht subjektiv gehaltene Form ihrer Empfehlung die Bildung eines sicheren Urteiles. ...

»Es war die Absicht des Verfassers, durch Auswahl der wichtigen Mittel und Zurücktretenlassen des Unwichtigen oder noch nicht genügend Erprobten dazu beizutragen, daß der werdende Arzt wieder in den Stand gesetzt wird, besser zu beurteilen, wann er mit seinem therapeutischen Handeln auf festem Boden steht.« (25)

Sigurd Janssen

Trendelenburgs Nachfolger wurde, obwohl gerade erst habilitiert und mit Trendelenburg nach Berlin aufgebrochen, Sigurd Janssen. Das kam so.

Im Juni 1927, wenige Wochen nach Trendelenburgs Mitteilung über seinen bevorstehenden Weggang, legte die Medizinische Fakultät eine Berufungsliste vor mit Otto Loewi auf Platz 1, Wolfgang Heubner auf Platz 2 und Hermann Freund auf Platz 3.

»An erster Stelle bringt die Fakultät Herrn Hofrat Otto Loewi, ordentlicher Professor der Pharmakologie in Graz, in Vorschlag. Loewi ist 54 Jahre alt, israelischer Konfession, geboren in Frankfurt am Main. Er ist Schüler von Hans Horst Meyer, dessen Assistent er zuerst in Marburg und dann viele Jahre hindurch in Wien war. Vor etwa 15 Jahren wurde er als Ordinarius der Pharmakologie nach Graz berufen. 1922 wurde er von der hiesigen Fakultät an zweiter Stelle als Nachfolger Walther Straubs in Vorschlag gebracht. Loewi gilt als eine wissenschaftliche Persönlichkeit, die weitgehend Anerkennung findet und nach dem Urteile kompetenter Fachgenossen heute mit an erster Stelle unter den Pharmakologen steht. Seine wissenschaftliche Tätigkeit ist eine sehr umfangreiche, er pflegt die Pharmakologie hauptsächlich als naturwissenschaftliches Fach, sein Ziel ist also der Organismus und weniger die Arzneimittel. Er bevorzugt daher Probleme der pathologischen Physiologie. Abgesehen von seinen ausgezeichneten älteren Arbeiten muß seine fundamentale Entdeckung der humoralen Reizerzeugung durch Nervenerregung hervorgehoben werden. Eine große Anzahl von Schülerarbeiten beweisen, daß er mit allen Forschungsmethoden seines Faches aufs beste vertraut ist. Er gilt als ein glänzender Redner und ein ausgezeichneter erfolgreicher Lehrer. Die Tradition, welche es am Freiburger pharmakologischen Institut zu wahren gilt, dürfte bei ihm in die besten Hände gelegt sein. Nicht unerwähnt sei schließlich noch, daß Loewi sich in Graz gegenüber einer stark nationalistisch eingestellten Studentenschaft mit bestem Erfolg durchzusetzen verstanden hat und allgemein geachtet und geschätzt wird.« (2)

Im letzten Satz kündigt sich das Unheil an.

Wolfgang Heubner (1877–1957), Ordinarius in Göttingen, und Hermann Freund (1882–1944), Ordinarius in Münster, reihte die Fakultät deutlich hinter Loewi.

Die Namen zeigen, daß man die Freiburger Pharmakologie nach den erfolgreichen Ordinariaten Straub und Trendelenburg für angesehen genug hielt, auch glänzendste Wissenschaftler anzuziehen. (2, 3)

Loewi verhandelte vor Ort, schrieb aber im August 1927: »Für die sehr ehrende Berufung nach Freiburg erlaube ich mir nochmals meinen verbindlichsten Dank zu sagen. Gleichzeitig erlaube ich mir mitzuteilen, daß ich zu meinem Bedauern nicht in der Lage bin dieselbe anzunehmen. Schließlich erlaube ich mir über Aufforderung die Reisekosten bekannt zu geben: sie betrugen Mk 219.–« (2)

Das Wintersemester 1927/28 stand bevor, und die Fakultät beriet mehrmals. Schließlich erhielt sie ihre Liste vom Juni aufrecht, mit Heubner jetzt an erster und Freund an zweiter Stelle, setzte aber an die dritte Stelle neu Sigurd Janssen.

»Zusammenfassend darf gesagt werden, daß Janssen als Forscher zwar noch verhältnismäßig jung ist, daß er aber in Anbetracht seiner guten Ausbildung, seiner glänzenden experimentellen Fähigkeiten und seiner klaren und originellen Erfassung wissenschaftlicher Probleme bereits jetzt schon völlig geeignet erscheint, den Lehrstuhl der Pharmakologie auszufüllen. Wenn wir ihn an die dritte Stelle gesetzt haben, so ist dabei lediglich aus Anciennitätsgründen verfahren worden, er steht den übrigen, älteren Kandidaten in vieler Hinsicht ebenbürtig zur Seite.« (2)

Janssen erhielt den Ruf. Am 2. November 1927 trat er seinen Dienst an. Er bezog die Wohnung im Dachgeschoß.

Sigurd Janssen (Abb. 5) wurde am 17. Februar 1891 in Düsseldorf geboren. Er studierte in München, Kiel und, nach vierjähriger Unterbrechung durch Militärdienst im Ersten Weltkrieg, in Düsseldorf und Heidelberg Medizin. Am Heidelberger Pharmakologischen Instutut fertigte er bei Rudolf Gottlieb (1864–1924), einem Schüler Schmiedebergs und Hans Horst Meyers, seine Doktorarbeit an und war anschließend dort Assistent. Das im Abschnitt Walther Straub erwähnte Foto aus Badenweiler zeigt Janssen als Teilnehmer des Freiburger Pharmakologenkongresses 1921 (17). 1923 wechselte er zu Paul Trendelenburg nach Freiburg. Im Jahr 1926 habilitierte er sich mit einer Arbeit *Der Gaswechsel des Skelettmuskels im Tonus* (26). Im Herbst 1927 ging er mit Trendelenburg nach Berlin, blieb aber dort nur

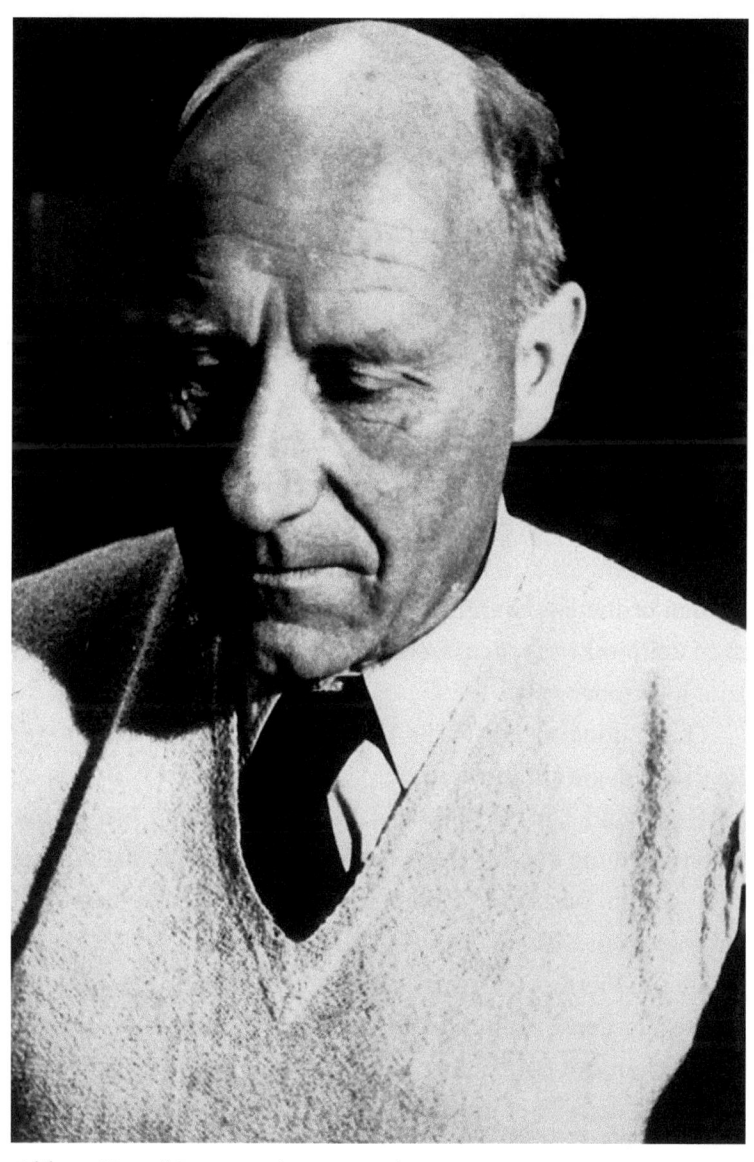

Abb. 5. Sigurd Janssen (1891–1968)

wenige Wochen, bis er dem Ruf nach Freiburg folgte: »Viele Dinge, die einige Monate vorher sorgfältig für ihre Reise nach Berlin verpackt worden waren, kehrten wieder zurück.« (2)

Janssen hatte den Freiburger Pharmakologie-Lehrstuhl länger als jeder andere inne, von 1927 bis 1960. In seine Zeit fiel die politische Katastrophe. Er hat sich in ihr bewährt, aber zmindest *ein* Mitarbeiter und ein Freund wurden Opfer des Rassismus, und das Institutsgebäude wurde Opfer des berüchtigten Bombenangriffs.

Werner Grab (1903–1965) war seit 1927 bei Janssen. Er hatte seine Habilitationsschrift bereits fertig, als er am 2. August 1933 auf Anfrage mitteilen mußte, daß seine »Ehefrau Luise Grab, Dr.med., geb. Pinkus, nicht-arischer Abstammung ist«. Die Behörden ordneten daraufhin an, Grab sei auf den »nächstmöglichen Zeitpunkt das Dienstverhältnis zu kündigen«. Das geschah zum 1. Oktober 1933.

Die nationalsozialistische Ideologie hatte in die Freiburger Pharmakologie eingegriffen.

Grab fand Unterschlupf bei Bayer, Wuppertal, wo er mit Unterbrechung durch Kriegsdienst bis 1957 blieb. Er habilitierte sich 1947 in Düsseldorf und war von 1957 bis zu seinem Tod Ordinarius in Gießen. (2)

Georg Pietrkowski war Assistent bei Straub gewesen. Er wirkte bei der Gründung der Deutschen Pharmakologischen Gesellschaft mit (16). Später, als Arzt am nahegelegenen Josefs-Krankenhaus, war er Trendelenburg und Janssen freundschaftlich verbunden. Er mußte 1933 emigrieren (17).

Als 1933 der gesamte Vorstand der Deutschen Pharmakologischen Gesellschaft seiner jüdischen Mitglieder wegen – unter anderen Otto Loewi – zurückgetreten war, bildeten Wolfgang Heubner und Sigurd Janssen bis zur nächsten Mitgliederversammlung einen interimistischen Vorstand. Die Mitgliederversammlung fand am 17. September 1934 in Göttingen statt, laut Heubners Tagebuch »mit etwa 30–40 Teilnehmern – nur reichsdeutsche Nichtjuden. Jedoch machte Janssen seine Sache gut und korrekt, die gebotene Satzungsänderung (über das Genehmigungsrecht des Reichsministers für den Vorstand) ging glatt und ruhig vor sich.« (16) Janssen wurde zum 1. Vorsitzenden gewählt, für 1934/35 und dann wieder für 1935/36. Seine Eröffnungsansprachen bei den Tagungen der Gesellschaft 1935 in München und 1936 in Gießen waren knapp und sachlich, bar der Nationalsozialismus-Approximationen anderer Eröffnungsredner der Zeit (Seite 87–88 in Anm. 10).

Die Teilnahme an Fachkongressen bedurfte jetzt einer Genehmigung. Janssen besuchte zuletzt 1939 eine ausländische Tagung, die der British Pharmacological Society in Oxford. Er mußte seine Reiseroute im Detail auflisten und über seinen Vortrag im voraus Rechenschaft ablegen. Er wurde aufgefordert, sich »bei seinem Auslandsaufenthalt nach Möglichkeit mit der örtlichen Auslandsorganisation der NSDAP in Verbindung zu setzen. ... Vor Antritt der Reise ist ein Besuch bei der Auslandsorganisation der NSDAP in Berlin-Wilmersdorf erwünscht, falls dies der Reiseweg ermöglicht. Jedoch dürfen der Staatskasse hierduch keine Kosten entstehen.« (2)

Janssen wurde im Krieg zunächst als Oberarzt einberufen. Später diente er als beratender Heerespharmakologe bei der 11. Armee in Rußland.

Am Abend des 27. November 1944 wurden innerhalb von 20 Minuten – 20 Uhr bis 20 Uhr 20 – der größte Teil der Freiburger

Altstadt und die angrenzenden nördlichen und westlichen Viertel zerstört. Der Angriff kam überraschend. Er wurde von 378 Flugzeugen der Royal Air Force geflogen. Zugleich mit dem Voralarm fielen die ersten Bomben. Man schätzt die Zahl der Sprengbomben auf 2.000, die der Brandbomben auf 40.000. 2193 Tote wurden identifiziert. Die Zahl der unbekannten Leichen lag bei 500.

Die Institute der Medizinischen Fakultät und die Kliniken gehörten zu den Kerngebieten der Zerstörung. Total zerstört wurden zum Beispiel die Anatomie, die Physiologie und die Physiologische Chemie.

Ins Pharmakologische Institut schlug eine Bombe ein, weitere acht fielen im Umkreis von 30 Metern. Janssen und drei Mitarbeiter waren im Institut. »Ihnen ist zu danken, daß das Institut nicht abgebrannt ist. Der 28. November 1944 bietet ein trostloses Bild: qualmende Trümmer, eine fahle Sonne scheint durch den beißenden Rauch. Unvergeßlich bleibt der Anblick des erhalten gebliebenen Münsterturms inmitten der zerstörten Altstadt.« (27). Fotos des zerstörten Instituts zeigen Marie-Luise Back. Auf einem Schild steht: »Wer plündert wird erschossen.« (2)

Am 21. April 1945 wurde Freiburg von französischen Truppen im wesentlichen kampflos eingenommen. (3)

Auf Janssen aber, ausgebombt und inzwischen in der Freiburger Sonnhalde 14 wohnend, wartete nach Kriegsende eine einzigartige Aufgabe.

Vier Tage nach der Einnahme der Stadt, am 25. April 1945, noch vor dem eigentlichen Kriegsende, traten erst die Fakultäten und dann eine Plenarversammlung der Dozenten zusammen, um »eine neue Konstituierung der Universität den derzeitigen

Verhältnissen entsprechend« einzuleiten. (3) Die Medizinische Fakultät schlug Janssen, »der als kluger und nachdenklicher Mann bekannt war und die NS-Zeit politisch unbelastet überstanden hatte«, als Rektor vor. Er wurde einstimmig gewählt. »Damit war es – wie schon mehrfach in der Universitätsgeschichte – einem Mediziner auferlegt, die Leitung der Hochschule in einem ihrer schwierigsten Augenblicke und in einem deletären Zustand zu übernehmen.«(3)

Damals wurde allen Ernstes erwogen, sich in Baden mit der unzerstörten Universität Heidelberg zu begnügen und die Universität Freiburg in ihren Trümmern untergehen zu lassen. Das in Gesprächen mit der neuen Stadtverwaltung, dem Erzbischof und der französischen Besatzungsmacht verhindert zu haben, ist ein Verdienst Janssens.

Am 17. September 1945 wurde zunächst die Theologische Fakultät, damit aber auch die Universität wieder eröffnet. Rektor Janssen begrüßte in seiner Ansprache den Chef des Gouvernements de Bade General Schwartz, den Erzbischof Dr. Gröber, den Dekan der Evangelischen Landeskirche Dekan Horch, den Vertreter der Evangelischen bekennenden Kirche Dekan Dürr und den Oberbürgermeister Dr. Keller. Die Wiedereröffnung sei »eine Tat des Friedens«. Aus dem Zusammenbruch heraus rief der Rektor zur Wahrheit, zum offenen Bekenntnis von Recht und Unrecht, zur Gemeinschaft und zur Freiheit der Wissenschaft auf. Er betonte besonders die Selbstverwaltung der Universität. Nicht von ungefähr habe die Universität Freiburg »von sich aus während des Einmarsches der Franzosen ... die alte demokratische Verfassung wieder angenommen«. (3 und 28)

Dieser Anspruch auf Autonomie führte ein Vierteljahr später zum Konflikt. Die Militärregierung ernannte eigenmächtig einen Geographie-Professor. Die Auseinandersetzung war so schwer, daß Janssen am 13. Dezember sein Amt niederlegte. Dem Senat wurde bedeutet, Janssen, von jener Plenarversammlung gewählt, sei nur de facto und nicht de jure Rektor gewesen und könne daher auch nach seinem Rücktritt nicht, wie üblich, Prorektor werden. (3)

Zwei Jahre später wurde Janssen jedoch für 1952/53 erneut zum Rektor gewählt.

Außerdem war er 1947/48 Dekan der Medizinischen Fakultät.

Das Pharmakologische Institut wurde instandgesetzt.

Die Studenten waren verpflichtet, zu helfen. Eine Studentin schilderte ihre Erfahrung in der Badischen Zeitung im Mai 1946:

»Nähert man sich dem Viertel zwischen Albert- und Johanniterstraße, so stößt man auf ein geschlossenes Aufbaugebiet. Hier liegen die Institute der Universität. Auf den teilweise stark beschädigten Gebäuden blitzen bereits neue Dachstühle, die mit ihren weißen Schindeln in der Sonne leuchten, und nicht selten schmückt ein Tannenbäumchen den First eines neu gedeckten Hauses. Junge, sonnengebräunte Gestalten kraxeln halsbrecherisch auf den Dächern herum, und von überall her dröhnen Hammerschläge ans Ohr. Dies kleine Fleckchen Freiburg gleicht einem Ameisenhaufen. Freiburger Studenten und Studentinnen sind unter fachkundiger Leitung dabei, die Universitätsinstitute wieder aufzubauen. ...

»Vom Dach der Pharmakologie sollen vier schwere Eisenträger auf die Straße befördert werden. Zwei Studentinnen sperren die Straße ab und händeln mit ein paar Frauen herum, die meinen, sie müßten unbedingt ›nur noch ganz schnell‹ drunten durchlaufen. Ein ›Hau-Ruck‹, eine letzte Kraftanstrengung – die letzten Neugierigen verflüchtigen sich schleunigst, und mit ohrenbetäubendem Knall schmettern die Eisenträger in die Tiefe.« (2)

Im Juni 1949 wurde das Institut seiner Bestimmung wieder übergeben. Im Dachgeschoß, nicht länger Direktorenwohnung sondern Labortrakt, gewährte Janssen dem befreundeten Physiologen Paul Hoffmann (1884–1962) Unterkunft, dessen Institut völlig zerstört war. 1952 bis 1960 wurde neben der Pharmakologie ein neues gemeinsames Gebäude für die Physiologie und die Physiologische Chemie errichtet.

1951 erschienen nach sechsjähriger Pause wieder Publikationen aus der Freiburger Pharmakologie. (2)

Janssen wurde 1960 emeritiert. Am 6. Mai 1968 ist er gestorben.

Sein Lehrer Trendelenburg regte Janssen zu einem seiner zwei Hauptinteressengebiete an: der Physiologie und Pharmakologie der Hormone. Er hat 1928 neben anderen aus Trendelenburgs Gruppe gezeigt, daß das antidiuretische Hormon der Hypophyse direkt auf die Niere wirkt und nicht, wie damals noch offen, primär auf das Gehirn (Seite 45 in Anm. 10). Während seines eigenen Ordinariats wandte er sich der Beziehung zwischen dem Hypophysenvorderlappen und der Schilddrüse zu. (2) In Freiburg wurde erstmals TSH im Blut nachgewiesen (Seite 50 in Anm. 10).

Nach dem Krieg entstanden ein kleiner Laxantien- und ein größerer Diuretika-Schwerpunkt. Bisacodyl, Dulcolax®, ist vermutlich das weltweit häufigst angewendete synthetische Laxans. Bei Thomae, Biberach, synthetisiert, wurde es in Freiburg zuerst untersucht: es wirke auf den Dickdarm, und zwar »durch direkten Kontakt mit der Darmschleimhaut«, und weil es untoxisch sei, seien »die Voraussetzungen für eine Anwendung ... beim Menschen gegeben« (29). Eine Beschreibung der diuretischen Wirkung organischer Wismutverbindungen steht am Beginn der Diuretika-Forschung, die nach Janssen weiter gedieh. (2)

Noch bleibt das zweite Hauptinteressengebiet Janssens zu nennen, jenes, das ihn wohl im Innersten bewegte: die Beziehung zwischen dem oxidativen Stoffwechsel und damit der Wärmeproduktion einerseits und der Organdurchblutung andererseits. Die Beziehung begleitete ihn durch seine ganze Laufbahn. Sie war schon, auf den Skelettmuskel bezogen, Thema seiner Habilitationsschrift von 1927 (26), und schon damals mußte er sich mit der Messung der Organdurchblutung auseinandersetzen.

Zur selben Zeit wollte Janssen die Wärmeproduktion und Durchblutung der Niere messen. Hier nun kam es zum Kontakt mit Hermann Rein (1898–1953), der sich gleichzeitig in Freiburg für Physiologie habilitiert hatte. Der Kontakt führte zur Thermostromuhr, Erstpublikation 1927 (30), später meist Reinsche Thermostromuhr genannt. Es war das erste Verfahren der Blutflußmessung, bei dem das Gefäß nicht eröffnet wurde. »Der Blutstrom wird innerhalb der Gefäßwandungen über zwei außen anliegende Heizelektroden mittels hochfrequenten Wechselstromes ›aufgeheizt‹. Die hierdurch hervorgerufene Temperaturdifferenz stromab und stromauf der Heizstelle wird durch zwei Thermoelemente ... beobachtet. Sie gibt Auskunft über die ... Durchflußmenge pro Zeiteinheit.« (31) Über den Beitrag Janssens schreibt Rein (31): »Die Grundidee geht zurück auf Versuche, die ich gemeinsam mit S. Janssen 1926 in Freiburg über die Wärmeproduktion der Niere machen durfte. ... Die Geschichte der Grundidee mitzuteilen, liegt mir am Herzen. [Ich muß] sagen, daß ich, ohne daß mich mein Freund Janssen damals zu den gemeinsamen Experimenten an der Niere eingeladen hätte, vielleicht niemals einen Weg zu jener Methode gefunden hätte, mit deren Hilfe dann so mancher grundsätzliche, neue Beitrag nicht allein zum Problem der Kreislaufanpassung geliefert werden konnte.«

Interpretationsprobleme ließen Janssen 1927 sein zweites großes Thema zurückstellen. Aber dreißig Jahre später griff er es wieder auf. Seine Gruppe hatte inzwischen ein zuverlässiges Bubble-Flow-Meter konstruiert. Eine seiner 1957er Arbeiten beginnt: »Die Wärmebildung der Niere wurde von Janssen u. Rein (1927) aus der Temperaturdifferenz des arteriellen und venösen Blutes und der Größe der Durchblutung berechnet. Da Bedenken auftauchten, ob die Messung der Nierendurchblutung mit der Diathermie-Thermostromuhr (Rein u. Janssen, 1927) hinreichend sichere quantitative Aussagen zulasse, sind diese Versuche nicht weitergeführt worden.« Die Arbeit von 1957 zeigt, daß die Wärmeproduktion in der Nierenrinde doppelt so hoch ist wie im Mark. (32)

Schauplatz eines Autoren-Wagestücks und -Streichs wurde eine andere 1957er Publikation: *Vergleich und Kritik verschiedener Durchblutungs-Meßmethoden* (33). Rotameter, Bubble-Flow-Meter und verschiedene Versionen der Thermostromuhr wurden in Freiburg experimentell geprüft. Das geschah so, daß stets in derselben Strombahn gleichzeitig mit dem zu prüfenden Gerät registriert wurde und »mit einer vorher als einwandfrei anerkannten Stromuhr anderen Meßprinzips«. Und dann: »Über derartige synchrone Kontrollen, die allein den paralaktischen Schlupf isolierter Prüfung vermeiden helfen, berichtet diese Arbeit.« (33) *Der paralaktische Schlupf*: Walter Rummel (geb. 1921), damals Düsseldorf, hat seine Neuschöpfung an sämtlichen acht Koautoren einschließlich Erstautor Janssen und den Herausgebern von *Pflügers Archiv* vorbei in den Aufsatz hineingeschmuggelt. (34)

Mitarbeiter im Institut zur Zeit Janssens in der Reihenfolge ihres Eintritts:

Werner Grab (1903–1965). Eintritt ins Institut 1927. Entlassung wie oben erwähnt 1933. Habilitation in Düsseldorf 1947. Später Lehrstuhlinhaber in Gießen.

Arnold Loeser (1902–1986). Eintritt ins Institut 1928. Habilitation 1934. Er war Hauptträger der Schilddrüsenforschung. Ab 1947 Lehrstuhlinhaber in Münster.

Alfred Enders (1912–1966). Eintritt 1939. Habilitation 1951. Später bei der Firma Gödecke.

Günther Grupp (geb. 1920). Eintritt 1948. Habilitation 1953. 1958 ans Department of Pharmacology der University of Cincinnati.

Robert Engelhorn (geb. 1920). Eintritt 1949. Habilitation unter Janssens Nachfolger Hahn 1965. Später Leiter der Abteilung Biologische Forschung bei Thomae.

Ludwig Schmidt (1921–1971). Eintritt ins Institut 1950. Habilitation 1953. Von ihm stammen die Arbeiten über Laxantien. Ab 1963 Wissenschaftler bei der Bundeswehr.

Otto Heidenreich (geb. 1924). Eintritt ins Institut 1955. Habilitation 1959. Mit ihm begann die Diuretikaforschung. Ab 1967 Lehrstuhlinhaber in Aachen.

Klaus Hierholzer (geb. 1929). Im Institut von 1955 bis 1957. Hierholzer gestaltete neben Grupp die Erforschung der Organdurchblutung mit. Er habilitierte sich 1964 in Berlin für

Physiologie und leitete 1968 bis 1995 das Institut für Klinische Physiologie der Freien Universität Berlin.

Es fällt nicht leicht, exzeptionelle Freiburger Publikationen aus Janssens Zeit zu identifizieren. Janssen hat auch nicht ein Gebiet in einer das Denken anderer prägenden Übersicht zusammengefaßt. Aber mit Bewunderung erfüllt, wie er ein wichtiges Thema, das der Autoregulation der Durchblutung, sein Leben lang festgehalten und fortgebildet hat. Die Unterbrechung Ende der 20er Jahre und die Wiederaufnahme in den 50er Jahren nach methodischer Vervollkommnung sind mustergültige Naturforschung. Die Qualität der eigenen Forschung übertrug sich auf die Mitarbeiter. »Ruhig, geduldig und liebenswürdig, [aber] unnachgiebig und streng ... in der Sache« (35) hat Janssen die Pharmakologie in seinem Institut auf hohem Niveau gehalten.

Das Exzeptionelle: Janssen hat mitgeholfen, die Universität Freiburg nach dem Krieg zu retten.

Klaus Hierholzer (36): »Janssen war ein vorbildlicher, fairer und unbestechlicher Wissenschaftler und Mensch. Damals war sein guter Freund Paul Hoffmann mit seinem Physiologischen Institut bei uns untergebracht. Janssen hatte als Mitglied der Firma Henkel offenbar reichlich Geldmittel zur Verfügung. Trotzdem war er immer bescheiden und lebte einen einfachen Lebensstil. Er war Besitzer eines VW-Käfer und ließ sich zusammen mit Hoffmann oft von mir kutschieren, sogar nach Italien und Österreich. Zu seinen beruflichen Freunden gehörten Edith Bülbring und Marthe Vogt, die uns besuchten. Oft zu Besuch kam der Maler Julius Bissier (1893-1965), von dem Janssen einige sehr gute Bilder erworben hatte. Janssen hatte übrigens eine makellose politische Vergangenheit und hatte auch engen Kontakt zu den Neuropathologen Oskar Vogt (1870-1959) und Cécile Vogt (1875-1962) [(den Eltern von Marthe Vogt)].«

Oft besuchte Janssen Martin Heidegger (1889-1976) in dessen Haus, Rötebuckweg 47. Man fuhr mit Janssens Auto in die Umgebung, und 1932 unternahmen die beiden eine Paddeltour auf der Donau. Später, als Janssen in der Sonnhalde wohnte, waren Heideggers häufig bei ihm zu Gast. Janssen betätigte sich auch als ihr Hausarzt. Über die Jahrzehnte blieben der Pharmakologe und der Philosoph befreundet. (37)

»Er war *die* Persönlichkeit meines Berufslebens« (38) – dies Urteil eines Schülers versteht man, wenn man Janssens Spuren nachgeht.

»Mit unendlicher Geduld züchtete er Blumen, und das Bild des nachdenklich durch den Institutsgarten wandernden Chefs ist jedem seiner ehemaligen Mitarbeiter unvergeßlich.« (35) Präziser: er züchtete Iris-Varianten, im Institutsgarten sowohl wie in der Sonnhalde 14. Zwischen Institut und Gewerbebach hielten sie sich bis Anfang der 80er Jahre. Jetzt sind sie von beiden Orten verschwunden.

Fritz Hahn

Der Nachfolgevorschlag der Medizinischen Fakultät im Juni 1959 lautete »1. Professor Dr. Fritz Hahn – Düsseldorf, 2. Professor Dr. H.J. Bein – Basel, 3. Professor Dr. Gerhard Werner – New York.« Hugo Bein und Gerhard Werner waren durch ihre Arbeiten über Rauwolfia-Alkaloide bekannt – Bein gehörte 1952 zu den Entdeckern des Reserpins. Die Erstplazierung Hahns begründete die Fakultät:

»Schon als junger Assistent hat er wichtige Beiträge für die Differenzierung der Untergruppen für die Blutgruppe A geliefert. ... Im Laufe dieser Untersuchungen entdeckte er die Untergruppe A3. Seine eigentliche pharmakologische Tätigkeit ... umfaßt weite Gebiete der Pharmakologie. Sein Hauptverdienst liegt in einer systematischen Aufklärung der Wirkungsmechanismen der zentralen Analeptika, wozu alle pharmakologischen Untersuchungsmethoden, aber auch völlig neue Verfahren, wie das EEG und das Elektromyogramm, herangezogen wurden. Auf diese Arbeiten Hahns ist es zurückzuführen, daß die von schwedischer Seite aus inaugurierte Verbannung der Analeptika bei der Therapie der schweren Schlafmittelvergiftung als falsch erkannt und die lebensrettende Wirkung der neueren Analeptika, besonders des Megimids (Eukraton) bei der schweren Schlafmittelvergiftung klar erkannt wurde. Gemeinsam mit Heilmeyer hat Hahn im Jahre 1947 das Problem der hämolytischen Anämien bearbeitet und in subtilen serologischen Untersuchungen dabei als Ursache inkomplette Autoantikörper gegen Erythrocyten gefunden. Hahn hat mit dieser bedeutsamen Arbeit einen der ersten Bausteine für das große Gebiet der Immunpathologie gelegt. In den letzten Jahren, seit etwa 1952, ist er anhand des Studiums der Blutersatzmittel (Kollidon und Dextran) zur Auffindung eines neuen Mechanismus, der sich im Blutplasma abspielt und zu tödlichen Zwischenfällen führen kann, gelangt. Es handelt sich dabei um die Wiederentdeckung und Sicherstellung des sogenannten Anaphylatoxins. Vereinzelte unerklärliche Todesfälle, die nach Anwendung der genannten Blutersatzmittel auftraten, wurden damit klargestellt.

»Bei seiner ... klaren und den Problemen auf den Grund gehenden Arbeitsweise hat sich Hahn als besonders geeignet erwiesen, junge Nachwuchskräfte heranzubilden und zu fördern. Erst kürzlich hat einer seiner zahlreichen Schüler das Ordinariat für Pharmakologie in Homburg/Saar erhalten.« (39)

Eine Wissenschaftlerin hat damals trotz Aufforderung durch die Freiburger Fakultät auf die Einsendung ihrer Unterlagen verzichtet: Paul Trendelenburgs Schülerin Edith Bülbring, inzwischen in Oxford dabei, die zelluläre Physiologie und Pharmakologie der glatten Muskulatur zu begründen. »Daß die Fakultät an mich gedacht hat, ist für mich eine große Ehre. Trotzdem kann ich mich, nach reiflicher Überlegung, nicht dazu entschließen, England zu verlassen.« (39)

Am 1. April 1960 begann Hahn in Freiburg. Er nahm seine Wohnung in Wittnau, einem Dorf am Hang des Schönbergs.

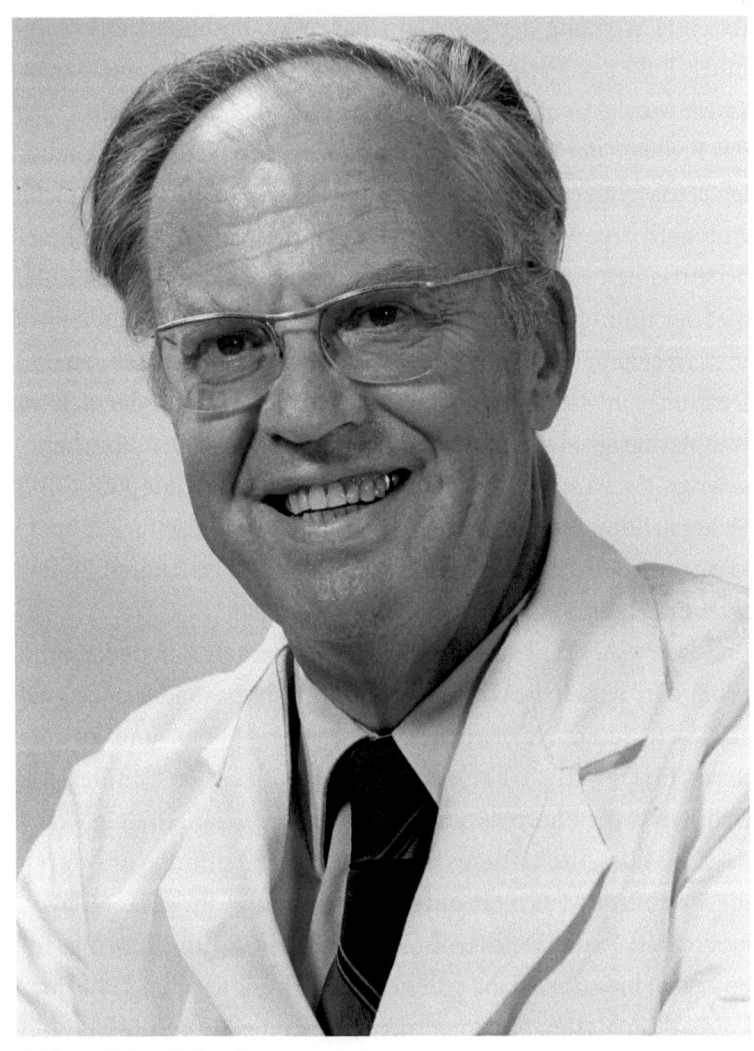

Abb. 6. Fritz Hahn (1907–1982)

Fritz Hahn (Abb. 6) wurde am 13. Februar 1907 in Königstein im Taunus geboren. Er studierte in Frankfurt am Main und Innsbruck Medizin. Der Promotion in Frankfurt folgten prägende Jahre am Institut für Serologie in Heidelberg bei Hans Sachs (1877–1945). Am Pharmakologischen Institut Köln habilitierte er sich 1939 bei dem im Abschnitt Straub erwähnten Josef Schüller mit einer Arbeit *Digitaliskumulation und Herzleistung* (40). Wie Trendelenburg und Janssen über Straub gehört also auch Hahn über seinen Lehrer Schüller zur Boehmschen Schule (5). Der Aufsatz schließt mit der im medizinischen Schrifttum so beliebten Wendung: »Die Bedeutung dieser Befunde ... wird diskutiert.« (40)

Schon 1940 bis 1945 leitete Hahn kommissarisch das Pharmakologische Institut in Düsseldorf. Später, 1951, wurde er als Nachfolger von Hellmut Weese (1897–1954) in Düsseldorf Ordinarius. Er blieb bis 1960, zuletzt für ein Amtsjahr Rektor der Medizinischen Akademie.

In Freiburg übernahm er von 1966 bis 1967 zusätzlich die kommissarische Leitung des Instituts für Geschichte der Medizin. »Sein großer Einsatz hat in schwieriger Zeit nicht nur den Erhalt des Instituts garantiert, sondern auch den Weg zur endgültigen Einrichtung eines ordentlichen Lehrstuhls gebahnt.« (3)

1972 emeritiert, ist Hahn am 19. Mai 1982 in Wittnau gestorben.

Die Heidelberger Jahre formten in Hahn ein lebenslanges Interesse an allergischen Reaktionen. Noch in Düsseldorf zeigte er mit seinen Mitarbeitern, daß Anaphylatoxin, ein Stoffgemisch, das bei Inkubation von Meerschweinchenserum mit Immunkomplexen entsteht, Histamin freisetzte.

Wurde Histamin beim anaphylaktischen Schock auch in vivo freigesetzt? Dies nach früheren Fehlschlägen bewiesen zu haben, ist ein erster wichtiger Freiburger Beitrag, Gegenstand einer der schönsten Arbeiten Hahns. Der Beweis gelang, weil erstens statt Vollblut mit seinen histaminhaltigen Zellen Plasma verwendet und zweitens unter der Annahme, es könnte beim anaphylaktischen Schock auch Histaminase (Diaminoxidase) ins Blut gelangen, das Enzym mit Aminoguanidin gehemmt wurde. (41) Damit wurde eine Lücke der Histamintheorie der Anaphylaxie geschlossen. (2)

Hahn entdeckte die Histaminfreisetzung durch Polyvinylpyrrolidon beim Hund und durch Dextran bei der Ratte – speciesabhängige Wirkungen, die die speciesabhängige Toxizität dieser Plasmaexpander erklären.

Er hat dies Forschungsgebiet in einem Kapitel *Makromolekulare Histaminliberatoren* und einem Kapitel *Antianaphylactic and Antiallergic Effects of Antihistaminics* in den beiden Histamin-Bänden des *Handbuchs der experimentellen Pharmakologie* 1966 und 1978 zusammengefaßt.

Seine Forschung über Analeptika schloß Hahn im Jahr des Wechsels nach Freiburg mit einer Übersicht in *Pharmacological Reviews* im wesentlichen ab; in Freiburg geschah nur noch wenig auf diesem Gebiet. In *Pharmacological Reviews* konzentrierte er sich auf Pentetrazol, Picrotoxin, Bemegrid und die sympathomimetischen Stimulantien. Dem Bemegrid, das man der chemischen Ähnlichkeit wegen für einen kompetitiven Antagonisten der Barbiturate gehalten hatte, schrieb er den richtigen funktionellen Antagonismus zu. Er verteidigte den Gebrauch von Analeptika bei einer Vergiftung mit Barbituraten – eine Verteidigung, die die Medizinische Fakultät Freiburg begrüßte, die das

Verschwinden dieser Antidottherapie aber nicht verhinderte. (2)

Schon unter Janssen begonnen und jetzt weitergeführt wurden Ludwig Schmidts Laxantienforschung und Otto Heidenreichs Diuretikaforschung. Zur Zeit Hahns entstanden in Freiburg die ersten Arbeiten über Etozolin. Seine diuretische Maximalwirkung war dreimal so groß wie beim Chlorothiazid, und sein Mechanismus unerschied sich von dem der Thiazide. Später entpuppte es sich als Furosemid-ähnliches Schleifendiuretikum. Goedecke brachte es als Elkapin® auf den Markt, doch reüssierte es nicht. Mit Hilfe von Clearance- und Mikropunktionsversuchen wurde die Wirkung von Calcium auf tubuläre Ionentransporte geklärt. (2)

Die Laxantien- und Diuretikapharmakologie hat Hahn zwar gefördert, aber nicht als Koautor mitgestaltet. Dasselbe gilt für ein letztes Thema: die Pharmakologie von Kava-Kava, jüngst seiner Hepatotoxizität wegen heiß diskutiert. In Freiburg wurde nachgewiesen, daß die schwer wasserlöslichen Kava-Pyrone die Träger der Wirkung waren. Sie wirkten zentral muskelrelaxierend, anxiolytisch, schlaffördernd und antikonvulsiv. Auf den Freiburger Ergebnissen fußend hat man später eine allosterische Beeinflussung des $GABA_A$-Rezeptors wahrscheinlich gemacht. (2, 42)

Einige wichtige Mitarbeiter zur Zeit Hahns in der Reihenfolge ihres Eintritts:

Ludwig Schmidt (1921–1971) hatte noch unter Janssen begonnen.
    Dasselbe gilt für
Otto Heidenreich (geb. 1924). Er setzte seine Diuretikaforschung
    fort. 1967 wurde er Ordinarius in Aachen, hatte dort aber

zunächst keine Räume. Bis 1969 lehrte er zwar in Aachen, behielt aber die Labors in der obersten Etage des Freiburger Instituts, wo ein Schild hing: »Lehrstuhl für Pharmakologie der RWTH Aachen.«

Hubert Giertz (geb. 1923). Habilitation 1959 bei Hahn in Düsseldorf. Er kam mit Hahn nach Freiburg. Er war einer der Hauptträger der Allergieforschung. Später Leiter der klinischen Forschung bei der BASF, Ludwigshafen und dann Grünenthal, Aachen.

Anton Oberdorf (geb. 1924). Habilitation 1960 in Düsseldorf bei Hahn. Kam mit Hahn nach Freiburg und blieb nur kurz. Ab 1962 bei Bayer, Elberfeld, später bei Knoll, Ludwigshafen.

Hans Joachim Meyer (1927–1968). Mit Hahn von Düsseldorf nach Freiburg. Habilitation 1966. Mit ihm begann die Forschung über Kava-Kava.

Wolfgang Schmutzler (geb. 1933). Mit Hahn von Düsseldorf nach Freiburg. Habilitation 1966. Forschungsschwerpunkt Allergie. Später Professor in Aachen.

Walter Bernauer (geb. 1934). Eintritt ins Institut 1960. Habilitation 1967. Mit Hahn, Giertz und Schmutzler der vierte im Bunde der Allergologen, interessiert vor allem an der Beteiligung des Herzens an Immunreaktionen.

Georges Michael Fülgraff (geb. 1933). Eintritt ins Institut 1961. Habilitation 1968. Er war Schüler von Heidenreich in der Diuretikaforschung. 1974 Präsident des Bundesgesundheitsamtes in Berlin, 1980–1982 Staatssekretär im Bundesministerium für Jugend, Familie und Gesundheit in Bonn.

Rolf Kretzschmar (geb. 1937). Eintritt ins Institut 1963. Habilitation 1970. Zuerst Mitarbeiter von Hans Joachim Meyer in der Kava-Arbeitsgruppe und nach Meyers frühem Tod deren

Leiter. Später Leiter der Pharmakologie der Nordmark-Werke und dann der Firma Knoll, Ludwigshafen.

Was die Fakultät 1966 bewog, Hahn die kommissarische Leitung der Medizingeschichte zu übertragen, war wohl sein tief eingewurzeltes Interesse an Kulturdomänen außerhalb seines Fachs. Von Wittnau aus erwanderte er die berühmten geologischen Aufschlüsse und die mit Seltenheiten wie der Schmerwurz und Spitzorchis dekorierten Pflanzengesellschaften des Schönbergs, suchte auch in dessen 1942 aufgelassenen Eisenerzgruben nach Fossilien. Kunstwerke der klassischen Moderne, Karl Schmidt-Rottluff, Carl Hofer, Ernst-Ludwig Kirchner, zwei Aquarelle von Emil Nolde, eines davon »Südseelilien« von 1915, füllten sein Haus, mehr noch Werke der »primitiven« Kunst, vor allem der präkolumbianischen Kunst Mittelamerikas. Er sammelte Kräuterbücher und Reisebeschreibungen des 16. und 17. Jahrhunderts. Wenigstens eines seiner Lieblingsbücher sei mit vollem Titel zitiert, die Reisebeschreibung Leonhard Rauwolfs, von dem *Rauwolfia serpentina* ihren Namen hat:

Leonharti Rauwolfen / der Artzney Doctorn / und bestelten
Medici zu Augspurg.
Aigentliche beschreibung der Raiß / so er vor diser zeit gegen
Auffgang inn die Morgenländer / fürnemlich Syriam, Iudaeam,
Arabiam, Mesopotamiam, Babyloniam, Assyriam, Armeniam
etc. nicht ohne geringe mühe unnd grosse gefahr selbs
volbracht:
neben vermeldung etlicher mehr gar schön frembden und
außländischen Gewächsen / sampt iren mit angehenckten
lebendigen contarfacturen / unnd auch anderer denckwürdiger

sachen / die alle er auff solcher erkundiget / gesehen und observiert hat.
In costen und verlag Georgen Willers.
1583.

Wie neu, mit zwei Schließen geschützt, gehört das Buch jetzt zur Bibliothek von Fritz Hahns Sohn Helmut (geb. 1937).

Bei der Finanzierung seiner Sammlungen half die pharmazeutiche Industrie. Bereits in Düsseldorf beriet er Schwarz in Monheim und vermittelte den Kontakt zu Walter Rummel, dessen Patent auf Eisen(II)-glycin-sulfat die Firma seit einem halben Jahrhundert in Ferrosanol® vermarktet (34). Meyers und Kretzschmars Kava-Forschung hing mit dem Naturstoff-Interesse der Firmen Spezial-Chemie und Klinge zusammen, die die Kava-Präparate Kavaform® und Neuronika® auf den Markt brachten.

Fritz Hahn war ein liberaler, jeder usurpierten Autorität abgeneigter, dabei aber selbst bei einer studentischen Anrede mit »Herr Hahn« aufbrausender Mann. Prägnante Sprüche sind überliefert. Zur Zeit seiner Bewerbung um das Düsseldorfer Ordinariat entwickelte er eine Abneigung gegen die nordrhein-westfälische CDU-Kultusministerin Christine Teusch. Bigott schien sie ihm. Öffentlich nannte er sie »Tristine Keusch«. Bei den Freiburger Experimenten zur Histaminfreisetzung ins Plasma wirkte neben Giertz und Schmutzler der Sohn Helmut mit (41). Als der Vater dazu kam, wie Helmut im Spülsteim Glasgefäße zerbrochen hatte, meinte er: »Eigentlich solltest *du* Schmutzler heißen!« Eine rezidivierende affektive Störung machte das Miteinander im Institut manchmal schwierig.

Marie-Luise Back (2): »Die Bedeutung des Hahnschen Ordinariats für die Universität Freiburg dürfte vor allem darin liegen, daß ausgehend vom Freiburger Pharmakologischen Institut das bis dahin im In- und Ausland wenig beachtete Forschungsgebiet der Immunpharmakologie weitgehend erschlossen wurde.«

Wolfgang Schmutzler (43): »Fritz Hahn muß heute als einer der Väter der modernen Immunpharmakologie gesehen werden. Er hatte dank seiner eigenen serologischen Ausbildung Ende der 50er Jahre mit A. Oberdorf in Düsseldorf das Anaphylatoxin der Vergessenheit entrissen und hatte die Idee, die ältere Anaphylatoxin- mit der neueren Histamintheorie der Anaphylaxie vereinigen zu können.«

Gerhard Schultze-Werninghaus, Präsident der Deutschen Gesellschaft für Allergologie und klinische Immunologie (44): »Fritz Hahn ist einer der Wegbereiter der Immunpharmakologie. Er hat national und international dieses Gebiet besonders seit 1950 vertreten. Mit der Entdeckung des Immunglobulin E 1967 wurde zwar klar, daß viele pathogenetische Vorstellungen über die Grundlagen allergischer Reaktionen neueren Erkenntnissen nicht standhielten – die Arbeiten von Hahn und Mitarbeitern hatten aber auch darüber hinaus wegweisende Bedeutung, insbesondere bezüglich der Bedeutung der Mediatorfreisetzung bei allergischen Reaktionen, sowie bezüglich der nicht-immunologischen Mechanismen bei ›Pseudoallergien‹.«

Mit Hahn erlosch die Sequenz wissenschaftlicher Söhne und Enkel Rudolf Boehms auf dem Freiburger Pharmakologie-Lehrstuhl.

Georg Hertting

Um die Nachfolge bewarben sich 27 Pharmakologen. Aber die Fakultät forderte einen achtundzwanzigsten zur Einreichung seiner Unterlagen auf und setzte ihn an die erste Stelle:

»1) Herr Prof. Dr. G. Hertting, Wien, 2) Herr Univ.-Doz. Dr.med. Dr.phil. H. Winkler, Innsbruck.«

»Professor Hertting ist eine der prominentesten Figuren in der deutschsprachigen Pharmakologie. [Er kam] 1953 an das Wiener Pharmakologische Institut. Von Herbst 1959 bis Herbst 1961 war Herr Hertting als Visiting Scientist am Laboratory of Clinical Science, National Institute of Mental Health, Bethesda, Maryland, bei Dr. J. Axelrod, der kürzlich den Nobelpreis erhielt. ... Er ist Mitglied des Editorial Board der anerkanntesten pharmakologischen Zeitschriften *European Journal of Pharmacology*, *Naunyn-Schmiedebergs Archiv für Pharmakologie* und *Archives internationales de Pharmacodynamie et de Thérapie*.

»Herr Hertting hat unter Professor von Brücke in Wien und unter Professor Axelrod in Bethesda die beste überhaupt denkbare Ausbildung als Pharmakologe erhalten. ... Eine wissenschaftliche besonders ergiebige Periode begann für Herrn Hertting 1959 in Bethesda. Hier waren gerade die ersten entscheidenden Forschungsarbeiten von Axelrod auf dem Gebiet der Sympathikus-Pharmakologie angelaufen, als Herr Hertting eintraf. Schon nach kurzer Zeit war Herr Hertting eine der Hauptstützen des Axelrod-Teams. In zwei Jahren erfolgten beinahe 20 Publikationen aus dem Axelrodschen Arbeitskreis, die den Namen ›Hertting‹ tragen – 13 Arbeiten mit seinem Namen an erster Stelle. Eingeweihte wissen, daß das Kernstück des wissenschaftlichen Werks von Axelrod, das für die Verleihung des Nobelpreises entscheidend war, vor allem gemeinsam mit Herrn Hertting erarbeitet wurde. Auch nach seiner Rückkehr nach Wien publizierte Herr Hertting eine Fülle von ausgezeichneten Arbeiten. Er ist ein Meister im Umgang mit radioaktiv markierten Pharmaka. Sein Hauptinteresse konzentriert sich seit einiger Zeit auf die Probleme der Entstehung und Behandlung des arteriellen Hochdrucks. Er ist einer der besten Kenner des Stoffwechsels der sympathischen Überträgerstoffe, ein Forscher mit weiten Interessen und großer Erfahrung auf den verschiedensten Gebieten der Pharmakologie und ein Lehrer mit großen didaktischen Fähigkeiten. Es besteht kein Zweifel, daß Herr Hertting unter den zur Auswahl stehenden jüngeren Kandidaten die beste Erfolgsgarantie hinsichtlich der künftigen Aktivität des Freiburger Pharmakologischen Istituts in Lehre und Forschung bietet.« (45)

Am 1. Mai 1973 trat Georg Hertting seinen Dienst in Freiburg an.

Georg Hertting (Abb. 7) wurde am 8. November 1925 in Prag geboren. Dem Abitur 1943 folgten Militärdienst und russische Kriegsgefangenschaft. 1947 begann das Medizinstudium in Wien. Nach der Promotion zum Dr.med. 1952 führte ihn der Wunsch, experimentell zu arbeiten, 1953 ans Wiener Pharmako-

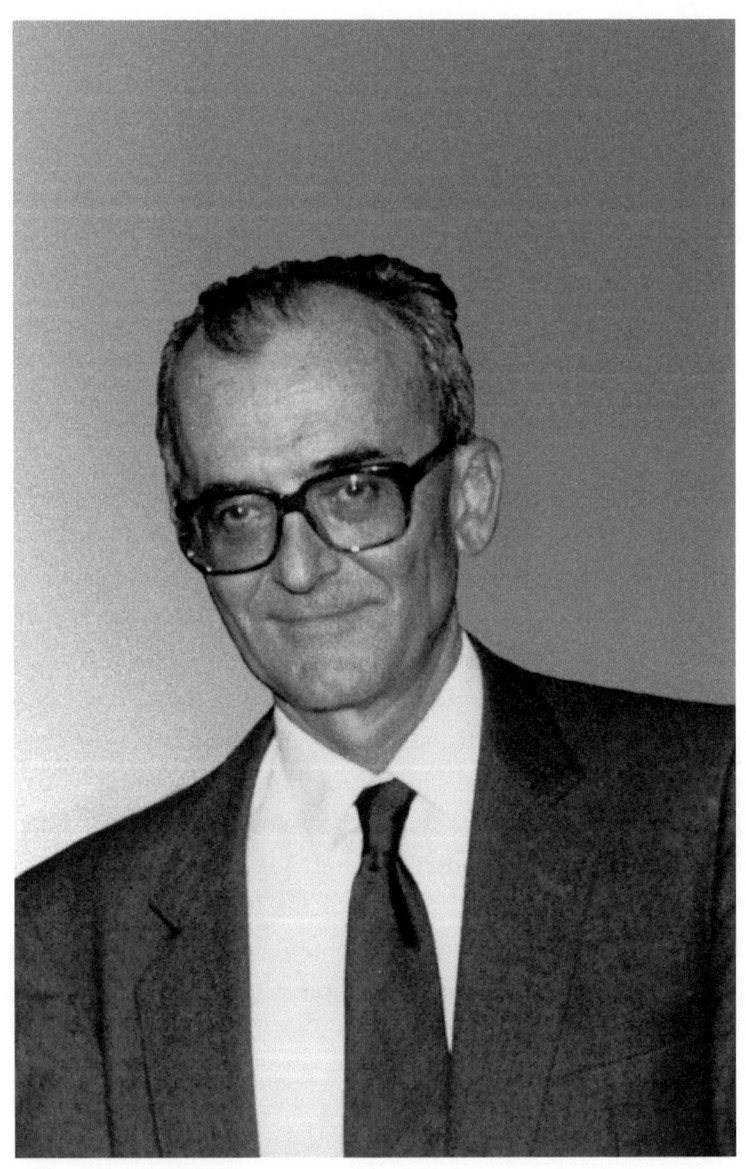

Abb. 7 Georg Hertting (geb. 1925)

logische Institut. Es war eine anregende Umgebung, mit dem Leiter, Franz Theodor von Brücke (1908–1970), und den Assistenten, von denen Hans Klupp (geb. 1919), Oleh Hornykiewicz (geb. 1926), Walter Kobinger (geb. 1927), einer der Erstbeschreiber des Clonidins, und später Josef Suko (geb. 1936) seine Freunde wurden, Kobinger auch sein Gefährte beim Bergsteigen. Über von Brücke läßt sich Georg Herttings wissenschaftliche Aszendenz zu Otto Loewi und weiter zu Oswald Schmiedeberg zurückverfolgen.

Subjektiv und objektiv außerordentlich reich waren die von der Medizinischen Fakultät gut charakterisierten Jahre 1959 bis 1961 in Bethesda. Die Radioisotopen-Technik mit ^{3}H-Catecholaminen ermöglichte den direkten Nachweis der Aufnahme von Noradrenalin in postganglionär-sympathische Axone und damit zugleich die endgültige Deutung der Catecholaminpotenzierung durch Cocain und die Identifizierung des primären Angriffspunktes der Imipramin-verwandten Antidepressiva. 1910 hatte Otto Loewi die Potenzierung der Wirkung des Adrenalins durch Cocain im Wiener Pharmakologischen Institut entdeckt und in einem Aufsatz *Über eine Steigerung der Adrenalinempfindlichkeit durch Cocain* beschrieben (Seite 37 in Anm. 10). Etwa 50 Jahre später wurde sie durch einen Wiener Pharmakologen – nicht nur, aber doch in vorderster Linie durch ihn – erklärt. Noch einmal etwa 30 Jahre später, 1991, wurde das Gen des Noradrenalin-Carriers kloniert: *Expression cloning of a cocaine- and antidepressant-sensitive human noradrenaline transporter* – ein ansehnliches Stück Pharmakologie-Geschichte. Abbau durch Monoaminoxidase und Catechol-O-Methyltransferase war kein primärer Inaktivierungsschritt für die Catecholamine, sondern ihrer zellulären Aufnahme nachgeschaltet, und Hemmung des Abbaus potenzierte deshalb in der Regel ihre Wirkung *nicht*. Auch andere lange bekannte Phänomene fanden jetzt ihre Erhellung: so die Denervierungs-Überempfindlichkeit und die Tyramin-Tachyphylaxie. Einen besonders aufschlußreichen Versuch schildert eine der von der Fakultät erwähnten Arbeiten mit Hertting als Erstautor: Nach der Aufnahme von ^{3}H-Noradrenalin in sympathisch innervierte Gewebe wurde es durch Sympathikusreizung wieder freigesetzt: Nachweis seiner Speicherung in den präsynaptischen Vesikeln.

Über die Catecholamine hinaus aber war so für *alle* Neurotransmitter der dritte Inaktivierungsweg entdeckt: außer der Diffusion aus dem synaptischen Spalt in die Umgebung und dem extrazellulären Abbau die Aufnahme in Zellen, vor allem die Rückaufnahme in die freisetzenden Axone selbst: drei Wege der Verdünnung von Neurotransmittern nach ihrer Freisetzung auf unwirksame Konzentrationen.

Den Nobelpreis für Medizin teilte sich Julius Axelrod (geb. 1912) 1970 mit Ulf von Euler (1905–1983) und Bernhard Katz (1911–2003).

Zurück in Wien, blieb Hertting zunächst bei dieser Thematik. Ihr entstammt die Arbeit *The fate of ^{3}H-iso-proterenol in the rat* (46), mit der er sich 1965 habilitierte.

Nach von Brückes Tod leitete er zwei Jahre lang, 1970 bis 1972, die Wiener Pharmakologie kommissarisch. Inhaber des Freiburger Lehrstuhls war er von 1973 bis 1994.

In dieser Zeit – 1976 – wurde dem Pharmakologischen Institut eine zweite, bis dahin selbständige Abteilung angegliedert, die »Abteilung für Experimentelle Therapie«. Ihre Geschichte paßt besser in den Abschnitt Klaus Starke, der sie nach der Angliederung leitete.

Einen Ruf nach Innsbruck 1977 lehnte Hertting ab. 1994 wurde er emeritiert. Er kehrte aus Freiburg, wo er zuletzt in der Burgunder Straße in Herdern gewohnt hatte, nach Wien zurück.

Das Schicksal von extrazellulären Catecholaminen und die daraus sich ergebende Pharmakologie waren nun bekannt. Hertting wandte sich neuen Themen zu. Dreien vor allem.

Herttings Gruppe hatte entdeckt, daß Versuchstiere nach Gabe blutdrucksenkender Stoffe wie Isoprenalin, Phentolamin und Hydralazin mehr tranken. Warum, das wurde wie folgt eruiert. Erstens stieg nach Isoprenalin, Phentolamin und Hydralazin der Plasma-Renin-Spiegel an. Zweitens blieb die dipsogene Wirkung nach Nephrektomie aus. Drittens wurde sowohl der Plasma-Renin-Anstieg als auch das Trinken durch Propranolol blockiert. Viertens unterdrückten Ganglienblockade und Reserpinisierung die Reninspiegel- und Trinkwirkung von Phentolamin und Hydralazin, nicht aber von Isoprenalin. Die Sequenzen lauteten also: für Isoprenalin direkte Aktivierung renaler β-Adrenozeptoren – Reninfreisetzung – dipsogene Wirkung des Angiotensins; für Phentolamin und Hydralazin Blutdrucksenkung – reflektorische Sympathikusaktivierung – Aktivierung renaler β-Adrenozeptoren durch Noradrenalin – Reninfreisetzung – dipsogene Wirkung des Angiotensins. (47) So lag offen, wie Blutdrucksenkung Durst auslöste. Darüberhinaus war der β-adrenerge Weg zur Reninfreisetzung aus den juxtaglomerulären Zellen aufgezeigt, ein Weg, dessen Unterbrechung zur antihypertensiven Wirkung der Betablocker beiträgt.

Ein zweites neues Thema in Freiburg war die Funktion der Eicosanoide im Gehirn. Sie kommen dort normalerweise nur in Spuren vor. Bei epileptischen Krämpfen aber, spontan auftretend oder ausgelöst durch Pentetrazol, Picrotoxin oder Elektroschock, stiegen die Konzentrationen stark an, vor allem in der Hirnrinde und im Hippocampus. Exogen applizierte Prostaglandine wie PGD_2 wirkten antikonvulsiv, während Unterdrückung der Prostaglandinsynthese durch nicht-steroidale Antiphlogistika die Krämpfe förderte. Prostaglandine waren also endogene antiepileptische Faktoren. Zellkulturen zeigten, daß sie aus Gliazellen stammten, nicht aus Neuronen: »a new example of neuron-glia interaction.« (48)

Seit Ende der sechziger Jahre hatten sich terminale Axone immer mehr als Stätten nicht nur der Freisetzung und Inaktivierung von Neurotransmittern, sondern zusätzlich als Stätten der Modulation entpuppt: einer präsynaptischen Modulation der synaptischen Übertragung. Besonders Forschungen im Pharmakologischen Institut Mainz hatten diese neue Funktion aufgedeckt. Die präsynaptische Modulation wurde ein großes Thema auch in Freiburg. Herttings Forschung in Bethesda und Wien hatte einem Geheimnis am Ende der chemischen Neurotransmission gegolten, der Transmitter-Inaktivierung. Die ihn am meisten faszinierende Forschung in Freiburg galt einem Geheimnis am Anfang der Neurotransmission, nämlich der Transmitter-Freisetzung und ihrer Modulation. Vor allem *eine* Frage stellte sich die Gruppe: Mittels welcher Reaktionskaskade geschieht die Modulation? Eine wichtige Antwort gab schon die erste Publikation: Die α_2-adrenerge Hemmung der Freisetzung von Noradrenalin im Hippocampus wurde durch Pertussistoxin verhindert, und demnach war der präsynaptische α_2-Adrenozeptor an ein G-Protein der $G_{i/o}$-Gruppe gekoppelt. (49) Das ist heute Lehrbuchwissen. Von hier verzweigte sich die Forschung in mehrere Transmitter, zahlreiche präsynaptische Rezeptoren, etliche Gewebe und diverse Methoden. Sie folgte zugleich der Reaktionskaskade weiter. Was stand am Ende? Eine Modulation des präsynaptischen Calciumeinstroms? Oder stromab davon eine Modulation der Exocytose selbst? Herttings Arbeiten zeigten, daß beides geschehen kann.

Transmitter-Wechselwirkungen in Nervenzelltransplantaten ins Gehirn waren ein zusätzliches Thema in den 90er Jahren.

Einige wichtige Mitarbeiter in Herttings Gruppe in der Reihenfolge ihres Eintritts:

Walter Bernauer (geb. 1934) erforschte bis zu seiner Pensionierung 1997 besonders den Adenosinstoffwechsel des Herzens bei Ischämie und Arrhythmien.

Bernhard Peskar (geb. 1941) kam mit Hertting von Wien nach Freiburg. Habilitation 1975. Er konzentrierte sich auf die Eicosanoide. 1981 Lehrstuhlinhaber in Bochum und 1994 in Graz.

Dieter Meyer (geb. 1944) kam ebenfalls mit Hertting von Wien. Habilitation 1976. Nach der Erforschung der dipsogenen Wirkung hypotensiver Substanzen wandte er sich der Regulation von Neuropeptidgenen zu.

Willhart Knepel (geb. 1951). Eintritt ins Institut 1973. Habilitation 1985. Er entwickelte mit der Freisetzung von Hypophysenhormonen ein eigenes Arbeitsgebiet. Später Abteilungsleiter in Göttingen.

Rolf Jackisch (geb. 1942). Eintritt ins Institut 1976. Habilitation 1988. Hauptträger der Erforschung präsynaptischer Rezeptoren und der Transmitter-Wechselwirkungen in Nervenzelltransplantaten.

Ulrich Förstermann (geb. 1955). Eintritt 1980. Er habilitierte sich 1986 in Hannover und übernahm 1993 den Lehrstuhl für Pharmakologie in Mainz.

Thomas Feuerstein (geb. 1951). Eintritt 1982. Habilitation 1988. Hauptinteresse präsynaptische Rezeptoren. Später Leiter einer Sektion »Klinische Neuropharmakologie« in Freiburg.

Clemens Allgaier (geb. 1956). Eintritt 1985. Habilitation 1992. Hauptinteresse präsynaptische Rezeptoren. Später Professor in Leipzig.

Peter Gebicke-Härter (geb. 1947). Eintritt ins Institut 1986. Habilitation 1990.

Neuropharmakologische Themen wurden in Freiburg schon vor Hertting bearbeitet – die Kava-Pyrone sind ein Beispiel (Abschnitt Hahn). Mit Hertting wurde aber die ganze Hermann-Herder-Straße 5 ein Institut für Neuropharmakologie, ein prominentes Institut, wesentlicher Teil des von dem Neurologen Richard Jung (1911–1986) 1970 gegründeten Sonderforschungsbereichs *Hirnforschung und Sinnesphysiologie*. Essentielles steuerte Herttings Freiburger Kreis zu den Neurowissenschaften bei: darunter die Physiologie und Pharmakologie der Reninfreisetzung, die Physiologie und Pathophysiologie der Eicosanoide im Gehirn und die Signaltransduktion an präsynaptischen G-Protein-gekoppelten Rezeptoren.

Und jenseits der Pharmakologie?

Als der Dekan am 2. Dezember 1994 die zu Georg Herttings Abschiedsvorlesung Versammelten begrüßte, sagte er (50): »Gerne nehme ich das Privileg des Dekans wahr, hier einige Worte an Sie zu richten. Wenn man neu in eine Fakultät kommt, wie ich vor wenigen Jahren, dann fällt einem sofort dies oder jenes auf. Mir ist zum Beispiel sofort aufgefallen, daß es in der Freiburger Medizinischen Fakultät Persönlichkeiten gibt, die eine unabhängige Meinung nicht nur haben, sondern auch äußern. Sie, lieber Herr Kollege Hertting, sind ein Meister in dieser Kunst, und dafür sind wir Ihnen alle – fast alle – dankbar. Ihr Abschied aus dem Lehrkörper fällt uns deshalb schwer: Wir werden Sie und Ihren Humor – der manchmal heiter war, manchmal schwarz und bitterböse, aber immer klug – vermissen.«

Und nach der Schilderung von Herttings Forschung: »Weniger bekannt dürfte sein, daß Sie, Herr Hertting, auch außerhalb der Wissenschaft Trophäen gesammelt haben. Sie sind ein führendes Mitglied des *Akademischen Angelvereins 1971 e.V.* und haben in diesem Jahr gar den Vereinspreis gewonnen [(Diapositiv)]. Als Nicht-Angler darf ich Ihnen dazu neidlos gratulieren.

»Auch muß man wissen, daß Hertting Bergsteiger ist. Er unternimmt seine alpinen Abenteuer oft mit Klupp, Kobinger und weiteren Wissenschaftskollegen. Über diese Bergsteigereien gibt es Legenden, die ich Ihnen nicht vorenthalten kann. Es ist selbstverständlich, daß ein Rucksack nur gerade das Allernotwendigste enthält. Es wird nun berichtet, daß der Rucksack von Herrn Hertting oft zusätzliche und ungewöhnliche Dinge enthielt. Was finden wir im Rucksack unseres verehrten Kollegen? [(Diapositiv)] Einen Gartenzwerg! Der soll auf dem Dachstein-Gipfel so plaziert worden sein, daß er den nächsten Gipfelstürmer begrüßte. Es war ursprünglich gedacht, die ganze Alpenwelt mit Zwergen zu bevölkern. Also haben sich Hertting und Peskar mit der Ausdehnug und Entstehung der Alpen befaßt. Sie fanden schnell heraus, daß nur ein kleiner Teil der Alpen real existiert. Der überwiegende Teil wird durch Lichtprojektionen vorgetäuscht. [(Diapositiv)] Das ist die Hertting-Peskar-Theorie der Entstehung der Alpen und des Alpenglühens. Alles Sichtbare ist nur Projektion.

»Lieber Herr Hertting, Sie verzeihen mir meinen Unernst.«

Skurrile Mystifikationen – etwas, woran Georg Hertting sich erfreut.

Hertting sprach dann über das Thema »Wie es war – die Fehler, die man machte – felix oblivio«.

Im *Zauberberg* sagt Settembrini einmal, melancholisch in die Luft blickend: »Irgend jemand muß Geist haben.«

Georg Hertting hat Geist.

Klaus Starke, der zweite Lehrstuhl und das zweite Institutsgebäude

Die erwähnte »Abteilung für Experimentelle Therapie« entstand unabhängig vom Pharmakologischen Institut. Nach den lakonischen Fakultätsprotokollen wurde ihre Einrichtung und ihre Leitung durch Peter Marquardt am 16. und 22. Mai 1946 beschlossen (51). Sie sollte im Zwischenbereich zwischen Theorie und Klinik Grundlagenforschung betreiben und wurde im Laborflügel der Chirurgischen Klinik untergebracht. (3)

Peter Marquardt wurde am 8. Oktober 1910 in Berlin geboren. Er studierte in Göttingen, Marburg und Berlin Medizin und Chemie und wurde 1937 in Berlin mit einer an Heubners Pharmakologischem Institut angefertigten Dissertation zum Dr.med. promoviert. Er arbeitete dann an der Charité. Doch 1938 traf auch ihn das Verhängnis: Er wurde »wegen politischer Unzuverlässigkeit« aus dem Universitätsdienst entlassen, fand Anstellung bei den Byk-Gulden-Werken in Oranienburg, dem damaligen Hauptsitz der Firma, arbeitete, um sein Auskommen zu finden, abends zusätzlich als praktischer Arzt und mußte schließlich 1944 ganz untertauchen. (52) So begann im Mai 1946 in Freiburg für ihn ein Leben, in dem er endlich wieder frei atmen konnte. 1947 wurde er zum Dozenten ernannt. Er leitete die Abteilung bis zu seiner Pensionierung im März 1976. Am 7. Januar 1997 ist Peter Marquardt in Freiburg gestorben.

Sein Forschungsschwerpunkt war die Umwelt- und Lebensmitteltoxikologie, zum Beispiel die Toxikologie der Pilzgifte und der Nitrosamine. Marquardt hat auf diesem Gebiet die WHO, die Europäische Union und die DFG beraten. Die Bestimmung von Histamin in Wein soll eine regelmäßige und stets willkommene Aufgabe der Abteilung gewesen sein. Die Pharmakologie des Mineralstoffwechsels war ein zweites Thema. Wichtige Mitarbeiter waren Herbert Falk (geb. 1924), der als sein erster Doktorand gleich zwei Titel bei ihm erwarb, Dr.rer.nat. und Dr.med., und später die gleichnamige, vor allem gastroenterologisch renommierte Firma gründete, Ernst Ziegler (1918–1995), der sich 1959 habilitierte und dann zu Geigy, Basel, ging, Hans-Georg Classen (geb. 1936), der sich 1971 habilitierte und später an der Universität Hohenheim das Fachgebiet »Pharmakologie und Toxikologie der Ernährung« vertrat, und Karl-Alfons Schumacher (geb. 1942), der sich 1977 habilitierte.

Nach dem Ausscheiden Marquardts wurde die Abteilung ins Pharmakologische Institut inkorporiert und in »Abteilung für Molekulare Pharmakologie« umbenannt. Zum Nachfolger wurde Klaus Starke berufen. Er nahm seine Tätigkeit am 1. Januar 1977 auf. Im Juli 1978 erhielt er einen Ruf auf den Pharmakologie-Lehrstuhl in Bonn. Die Ablehnung ermöglichte dem Geschick von Georg Hertting und dem Dekan Jochen Staubesand die Umwandlung der Abteilung in einen Lehrstuhl Pharmakologie und Toxikologie II: Seit dem 1. Januar 1979 gibt es in

Freiburg außer dem alten Lehrstuhl, jetzt Lehrstuhl I, einen zweiten, kleineren Lehrstuhl II.

Klaus Starke wurde am 1. November 1937 in Castrop-Rauxel geboren. Er studierte Pharmazie und Medizin in Freiburg, Erlangen, Tübingen und Heidelberg. In Tübingen wurde er 1965 mit einer unter Fred Lembeck (geb. 1922) angefertigten Dissertation zum Dr.med. promoviert. Nach der Medizinalassistentenzeit arbeitete er erst in der Tübinger, dann bei Jochen Schümann (1919–1998) in der Essener Pharmakologie. In Essen habilitierte er sich 1971 mit einer Schrift *Untersuchungen zur Wirkung des Angiotensins auf postganglionäre sympathische Nerven*. 1977 erfolgte der Wechsel nach Freiburg.

Einen Ruf nach Essen lehnte er 1986 ab. Im September 1990 erreichte ihn ein Ruf nach Würzburg. Bei den Bleibeverhandlungen versprach die Regierung in Stuttgart, ein neues gemeinsames Gebäude für die Pharmakologie und die Pharmazie zu errichten, mit einem Kostenansatz von 64 Millionen DM. Der Würzburger Ruf wurde daraufhin ebenfalls abgelehnt.

Starke war 1986/87 Dekan der Medizinischen Fakultät. Im Jahr 2003 wurde er pensioniert – nicht emeritiert: Deutschland war 1978 mit der Beseitigung des universitären Privilegs der Emeritierung dem Ideal allgemeiner Gerechtigkeit einen Schritt nähergekommen.

Straubs Pharmakologie-Gebäude in der Hermann-Herder-Straße, im Krieg schwerst lädiert, war multimorbide. Der Ruf Starkes nach Würzburg war der *akademische* Anlaß eines Neubaus. Es gab einen *realeren* Anlaß: Sicherheitsmängel in dem aus der Nachkriegszeit stammenden Pharmazeutischen Institut. So entstand der Gedanke eines gemeinsamen Gebäudes. Auf der letzten seit der Kriegszerstörung noch freien Fläche des Institutsviertels, der »Schafsweide«, sollte es errichtet werden.

Die Hauptschwierigkeit, die sich der Verwirklichung sogleich entgegenstellte, war eine Verminderung der verfügbaren Geldmittel. Sie führte zu der Idee, zwar Laboratorien zu bauen, auf einen Hörsaal und einen Tierstall aber zu verzichten. Starke kämpfte für Hörsaal und Tierstall. 1996 schrieb er dem Stuttgarter Minister für Wissenschaft und Forschung, die Zukunft für sein Fach müsse ein Institut für Pharmakologie und Toxikologie sein »und nicht das jetzt geplante Potemkinsche Kuriosum«.

Was zustande kam und am 29. Oktober 2001 nach vierjähriger Bauzeit der Universität übergeben wurde, besaß schließlich einen Hörsaal für 210 Studenten und einen kleinen Tierstall. Es hatte 23.141.086 Euro gekostet. Es beherbergt heute das Pharmakologische Institut, seit 2000 umbenannt in »Institut für Experimentelle und Klinische Pharmakologie und Toxikologie«, und den Lehrstuhl Pharmazeutische Chemie.

Elegant weiß, schwarz und grau, innen durch den Purpur der Türen dezent gelockert, präsentiert sich das zweite pharmakologische, genauer pharmakologisch-pharmazeutische Institutsgebäude, Albertstraße 25, im Winkel zwischen der Albertstraße und der Stefan-Meier-Straße. Weder der rote Sandstein des alten Freiburg und des ersten Institutsgebäudes noch die gelben Klinker der frühen Nachkriegsinstitute. Wie von den Pharmakologen vorgeschlagen, ist es horizontal gegliedert in untere, durch den Hörsaal und die Labors der Pharmaziestudenten verkehrsreiche, vorwiegend pharmazeutische Etagen und obere menschenärmere, vorwiegend pharmakologische Etagen. Zwei Bronzestelen erheben sich auf dem gepflasterten Platz vor dem

Eingang. »Fast so reduziert wie ein Pinselstrich, sind sie eine Spur gestalterischen Handelns. Gleichzeitig sind sie auch sinnlich erfahrbar, ihre Oberfläche will wahrgenommen, betastet werden.« (53) Daß sie einen »Ort der Ruhe und Konzentration« schaffen sollen (53), ist angesichts der Lage an zwei vielbefahrenen Straßen etwas utopisch. Jedoch halten zwei Bäume daneben, immissionsresistente Gleditschien, den Gedanken an akademische Stille und Sammlung wach. In den oberen Etagen öffnen sich über dem begrünten Hörsaaldach verglaste Flure nach Osten zu den älteren Instituten und dem Schloßberg.

Das Gebäude erhielt 2002 die »Auszeichnung guter Bauten« des Bundes deutscher Architekten. »Otto Krayer Haus« steht senkrecht auf der weiß verputzten südlichen Stirnwand (Abb. 8).

Erinnerungen an die alte Pharmakologie hat der Feinmechaniker Jürgen Bäurer in seine neue Werkstatt gerettet. Dazu gehört ein von dem Institutsmechaniker zur Zeit Straubs, Arthur Lantzsch, konstruierter Kymograph mit der Originalaufzeichnung eines Herz-Lungen-Präparat-Versuchs Hahns vom 7. März 1963 auf der Rußtrommel; ferner ein Bubble-Flow-Meter von Siegfried Schleer, dem Nachfolger Lantzschs und Vorgänger Bäurers (54); und ein hölzerner Aktenschrank der Marquardtschen Experimentellen Therapie.

Eine weitere Erinnerung hat im neuen Hörsaal ihren Platz gefunden: die Bronzebüste Oswald Schmiedebergs, die von dem Bildhauer Carl Seffner (1861–1932) für Straßburg geschaffen wurde, nach dem Ersten Weltkrieg nach Tübingen kam und schließlich von Straub nach Freiburg gebracht wurde (2, Seite 3 in Anm. 10). Eine Verletzung an der rechten Schulter stammt vermutlich vom 27. November 1944.

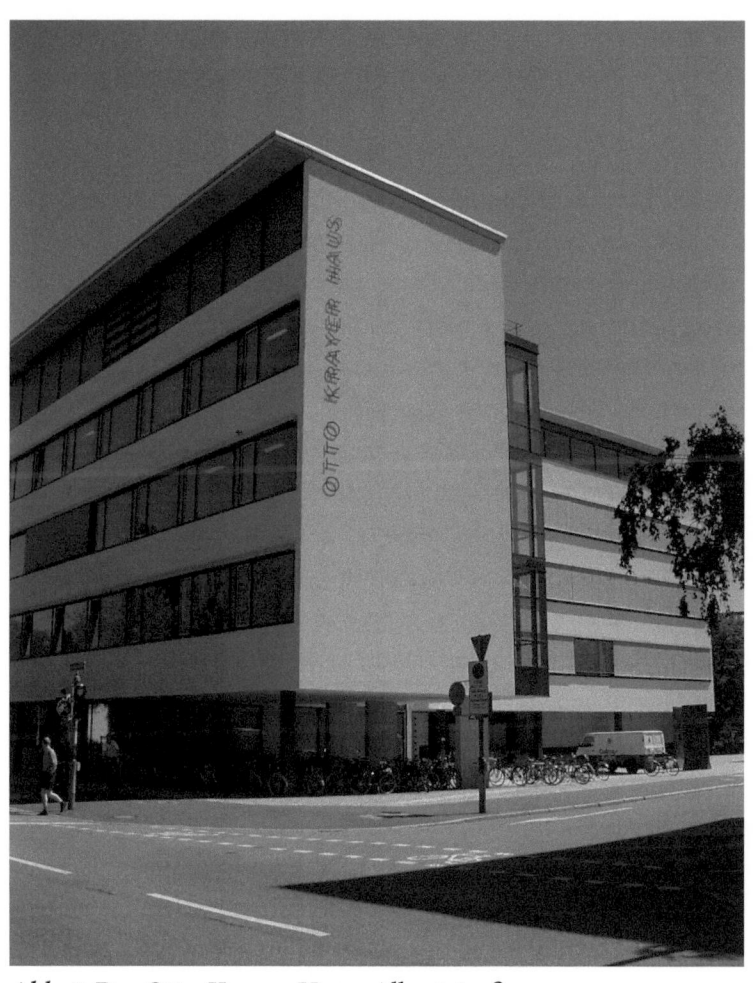

Abb. 8. Das Otto-Krayer-Haus, Albertstraße 25

Straubs alte Pharmakologie aber, Hermann-Herder-Straße 5, soll nach Restaurierung das Institut für Kristallographie beherbergen.

Starkes Essener Habilitationsschrift behandelte bereits ein Thema aus dem Bereich dessen, was man später präsynaptische Modulation nannte. Kurz danach wurden in Essen und gleichzeitig in fünf anderen Labors in Europa, Süd- und Nordamerika präsynaptische Rezeptoren entdeckt, die besonders viel Interesse erregten: Autorezeptoren.

Um die Zeit von Starkes Wechsel nach Freiburg wurden sie Gegenstand einer heftigen Debatte. Es ging vor allem um die α_2-Autorezeptoren noradrenerger Neurone und die durch sie vermittelte negative Rückkopplung der Noradrenalinfreisetzung. In einem »Dialog« in *Trends in Pharmacological Sciences* 1982 schrieb ein Opponent, Stanley Kalsner, griechische Mythologie heranziehend, die Autorezeptor-Theorie sei »another procrustean bed, in which data must be contorted to fit the dimensions of ongoing theory in the way that Procrustes made tortured adjustments to the shapes of his victims to conform them to the contours of his rigid bed«. Eine australische Gruppe von Verteidigern antwortete: »Shorn of rhetorical and teleological polemics, [Kalsner's] case depends on a simplistic model of noradrenergic transmission into which he has incorporated the elements of the proposed feedback loop. In adopting this line, Kalsner reveals himself as a true disciple of Procrustes, and a myopic one at that.«

Starke hat in Freiburg die Autorezeptor-Theorie vor allem für noradrenerge und dopaminerge Neurone verifiziert, zum Teil gemeinsam mit Herttings Pharmakologie I. (55)

Später, als man die Existenz dreier α_2-Adrenozeptoren erkannt hatte, wurden die Haupt-α_2-Autorezeptoren in Freiburg als α_{2A} identifiziert. Schließlich wurde ihre physiologische Funktion mit α_2-Adrenozeptor-defizienten Mäusen endgültig – vermutlich endgültig – bewiesen. (56)

Ein zweiter Schwerpunkt der Pharmakologie und Toxikologie II wurden die Nukleotide als extrazelluläre Signale. Es begann 1985 mit der Entdeckung von ATP als postganglionär-sympathischem Kotransmitter bei der neurogenen Vasokonstriktion. Später wurde in mehreren chemischen Stoffklassen nach Nukleotidrezeptor-Antagonisten gesucht. Daran beteiligte sich die Pharmazeutische Chemie unter August Wilhelm Frahm (geb. 1935) – eine erste Kooperation der beiden in der Albertstraße 25 zusammengerückten Disziplinen.

Einige wichtige Mitarbeiter des Lehrstuhls Pharmakologie und Toxikologie II waren in der Reihenfolge ihres Eintritts:

Rolf Jackisch (geb. 1942), zum Lehrstuhl II gewechselt, entwickelte in Zusammenarbeit mit einer Straßburger Gruppe ein neues Thema: die Korrelation des Verhaltens von Versuchstieren mit Transmitter-Interaktionen im Gehirn nach Läsionen und Nervenzelltransplantationen.

James R. Docherty (geb. 1954). Im Institut 1979 bis 1981. Später Professor am Department of Physiology, Royal College of Surgeons in Ireland, Dublin.

Harry Majewski (geb. 1954). Im Institut 1981 bis 1983. In vivo-Funktion präsynaptischer Rezeptoren. Später Leiter der School of Medical Sciences am Royal Melbourne Institute of Technology, Australien.

Peter Illes (geb. 1942). Eintritt ins Institut 1981. Habilitation 1983. Er brachte die Elektropharmakologie ins Institut. Seit 1995 Lehrstuhlinhaber in Leipzig.

Norbert Limberger (geb. 1957). Eintritt ins Institut 1982. Habilitation 1996. Hauptthema die Funktion präsynaptischer Rezeptoren.

Bela Szabo (geb. 1957). Eintritt ins Institut 1984. Habilitation 1995. Hauptthema Cannabinoide.

Ivar von Kügelgen (geb. 1960). Eintritt ins Institut 1986. Habilitation 1995. Hauptträger der Nukleotidforschung. Später Professor am Pharmakologischen Institut Bonn.

Wolfgang Nörenberg (geb. 1956). Eintritt 1987. Habilitation 1996 in Leipzig. Elektropharmakologie. Seit 1999 Professor in Leipzig.

Ralph Bültmann (geb. 1965). Eintritt 1989. Habilitation 1998. Hauptthema Nukleotidrezeptor-Antagonisten.

Anne Ulrike Trendelenburg (geb. 1965). Eintritt ins Institut 1991. Habilitation 2002. Hauptthema die Funktion präsynaptischer Rezeptoren.

Klaus Aktories

Aus 57 Bewerbern um die Nachfolge Georg Herttings wählte die Medizinische Fakuktät eine Dreierliste. Der Erstplazierte, Klaus Aktories, trat am 1. März 1995 seinen Dienst in Freiburg an.

Klaus Aktories wurde am 4. August 1948 in Wanne-Eickel geboren. Er studierte in Frankfurt Pharmazie und Medizin und wurde 1977 in Frankfurt zum Dr.med. sowie 1981 in Heidelberg zum Dr.rer.nat. promoviert. Von 1981 bis 1984 arbeitete er in dem von Franz Gross (1913–1984) geleiteten Pharmakologischen Institut Heidelberg in der Arbeitsgruppe von Günter Schultz (geb. 1936). Hier habilitierte er sich 1983 mit einer Arbeit *Hormonsensitive GTPasen – Untersuchungen über die Regulation und Rolle von GTPasen bei der hormonellen Kontrolle der Adenylat-Cyclase*. Es folgte 1985 bis 1989 eine Professur in Gießen bei Ernst Habermann (1926–2002) und 1989 bis 1991 eine Professur in Essen. Von 1991 bis 1994 war er Ordinarius in Homburg. Dann kam der Wechsel nach Freiburg.

Klaus Aktories' wissenschaftliche Interessen wurden vor allem von Günter Schultz und Ernst Habermann geprägt. Man kann sie mit »Intrazelluläre Signalnetzwerke und ihre Beeinflussung durch bakterielle Proteintoxine« überschreiben. Es war ein wissenschaftlicher Glücksfall, daß die beiden Gebiete – Signaltransduktion und Toxine – zusammenkamen:

Einerseits gelingt so die Klärung des molekularen Wirkmechanismus der Toxine. Die *Clostridium difficile*-Toxine A und B glukosylieren zum Beispiel ein Threonin von Rho-GTPasen und inaktivieren sie so. (57) Der *cytotoxisch-nekrotisierende Faktor* von pathogenen *Escherichia coli*-Stämmen deamidiert ein Glutamin von Rho-GTPasen und aktiviert sie so. (58) Beidemale wird das Cytoskelett zerstört.
Andererseits gelingt mit sonst unerreichter Genauigkeit die Klärung der physiologischen Funktion der zellulären Zielproteine der Toxine, wie der Rho-GTPasen.

Ein aus Freiburg stammender Band des *Handbook of Experimental Pharmacology* faßt das Wissen über bakterielle Toxine zu Beginn des 21. Jahrhunderts zusammen (59).

Oswald Schmiedeberg beschrieb vor einhundertzwanzig Jahren die Beziehung zwischen Physiologie, Pathologie und Pharmakologie so: »Es handelt sich bei dieser Eintheilung, wie bei verwandten Wissenszweigen überhaupt, im Grunde nur um eine Arbeitstheilung. Für das Endresultat ist es gleichgültig, ob schliesslich die Pathologie in die Pharmakologie aufgeht oder umgekehrt und ob dann beide mit der Physiologie zu einer einheitlichen Lebenslehre zusammenfließen.« (60) Die pharmakologisch-mikrobiologische Synergie der Abteilung I ist dafür ein Exempel.

Einige wichtige Mitarbeiter des Lehrstuhls I in diesen Jahren:

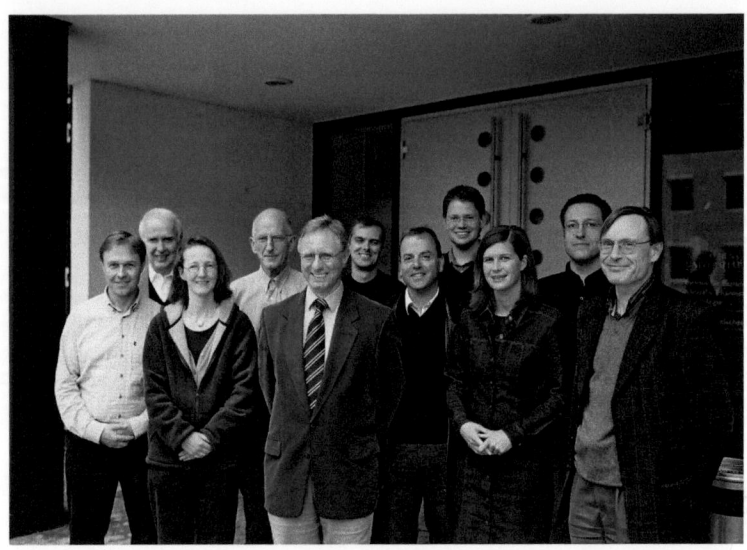

Abb. 9. Mitarbeiter des Instituts für Experimentelle und Klinische Pharmakologie und Toxikologie Freiburg im Jahr 2003. Von links nach rechts Norbert Klugbauer, Rolf Jackisch, Gudula Schmidt, Klaus Starke, Bela Szabo, Markus Glänzel, Dieter Meyer, Jost Leemhuis, Ilka Wallmichrath, Holger Barth, Klaus Aktories.

Weitere Mitarbeiter: Gesamtinstitut Tatjana Albach, Jürgen Bäurer, Johann Grünemaier, Marco Monsorno, Grazyna Samol; Abteilung I Brigitte Breisacher, Ute Christoph, Jürgen Dumbach, Iris Misicka, Brigitte Neufang, Jörg Schirmer, Angelika Uhl, Gerhard Wetterer, Otilia Wunderlich; Abteilung II Werner Klebroff, Hanne Korintenberg, Angelika Meyer, Nathalie Niederhoffer, Claudia Schurr, Anne-Ulrike Trendelenburg

Dieter Meyer (geb. 1944) forscht weiter, zum Teil zusammen mit Klaus Aktories, über die Regulation von Neuropeptidgenen.

Ingo Just (geb. 1955) begleitete Aktories von Gießen über Homburg nach Freiburg. Habilitation 1995 in Homburg. Seit 2000 Lehrstuhlinhaber in Hannover.

Holger Barth (geb. 1965). Eintritt ins Institut 1995. Habilitation 2001.

Gudula Schmidt (geb. 1967). Eintritt ins Institut 1996. Habilitation ebenfalls 2001.

Norbert Klugbauer (geb. 1962). Habilitation in München 1999. Eintritt ins Institut 2003. Hauptforschungsgebiet die Struktur und Funktion spannungsabhängiger Calciumkanäle.

Als Klaus Aktories und Klaus Starke über einen Namen für das zweite pharmakologische Institutsgebäude nachdachten, schlug Klaus Aktories Otto Krayer vor. Der Vorschlag überzeugte den Gesprächspartner, überzeugte auch die Universitätsspitze, und seit der Übergabe am 29. Oktober 2001 ist die Albertstraße 25 das Otto-Krayer-Haus, an einen Mann erinnernd, der als Forscher, akademischer Lehrer und Mensch nach einem Wort Ullrich Trendelenburgs »ein Vorbild für die junge Generation« (61) sein könnte.

Mit dem neuen Haus, mit dessen die Geschichte der Pharmakologie repräsentierendem Paten, und mit der Vision eines pharmakologischen Beitrags zu einer »einheitlichen Lebenslehre« geht das Pharmakologische Institut in die Zukunft (Abb. 9).

Eine Erinnerung an Otto Krayer

Es ist angemessen, diesen Bericht mit Otto Krayer zu beschließen, der nur kurz am Freiburger Institut war, als Hochschullehrer und Pharmakologe aber von solcher Statur, und Freiburg und dem Breisgau so verbunden, daß seine Wahl für die Benennung des neuen Hauses das akademische und das politische Freiburg mit Genugtuung und Freude erfüllte.

Im Erdgeschoß der Albertstraße 25 hängt eine Dokumentation. Sie ist im folgenden exzerpiert.

Stationen seines Lebens

22. Oktober 1899 Geburt in Köndringen, einem Dorf nördlich von Freiburg

1917 bis 1918 Militärdienst an der Westfront

1919 bis 1924 Studium der Medizin in Freiburg, München und Berlin

1925 Medizinalpraktikantenjahr, davon ein halbes Jahr bei Paul Trendelenburg am Pharmakologischen Institut Freiburg

1926 Promotion zum Dr.med. mit einer Arbeit *Die pharmakologischen Eigenschaften des reinen Apokodeins*

1926 bis 1927 Assistent in der Freiburger Pharmakologie

1927 Wechsel mit Trendelenburg an das Pharmakologische Institut Berlin

1929 Habilitation in Berlin

1930 bis 1932 Geschäftsführung des Berliner Instituts während der Krankheit und nach dem Tod Paul Trendelenburgs. Vollendung des 2. Bandes von Trendelenburgs *Die Hormone* (1934) und Herausgabe seiner *Grundlagen der allgemeinen und speziellen Arzneiverordnung* (3. Auflage 1931 bis 7. Auflage 1952)

1933 Ruf auf den Lehrstuhl für Pharmakologie in Düsseldorf, der durch die Entlassung des jüdischen Professors Philipp Ellinger (1887-1952) frei geworden war. Krayer lehnte ab.

1934 bis 1937 Leitung des Department of Pharmacology der American University of Beirut

1937 bis 1939 Associate Professor am Department of Pharmacology der Harvard University, Boston

1939 bis 1966 Leitung des Department of Pharmacology dort, zunächst als Associate Professor, ab 1951 als Professor of Pharmacology

1966 Emeritierung. Krayer bekleidete danach verschiedene Gastprofessuren, zum Beispiel in den Sommermonaten 1972 bis 1980 in München.

1971 Übersiedlung nach Tucson, Arizona

18. März 1982 Tod in Tucson

Forschung

Krayers Hauptforschungsgebiet war die Pharmakologie des Herzens und des Kreislaufs.

Er entwickelte das Herz-Lungen-Präparat zu einem Modell, mit dem er die Angriffspunkte herz- und kreislaufwirksamer Pharmaka bestimmte und ihre Wirkungen quantifizierte. Am Herz-Lungen-Präparat, und unter Verwendung des Blutegelmuskels als bioassay, wies er mit Wilhelm Feldberg (1900–1993) 1933 nach, daß Acetylcholin auch im Herzen von Säugern der Überträgerstoff des N. vagus ist. (62)

Er klärte die Pharmakologie der Inhaltsstoffe von *Veratrum album* und verwandten Pflanzen. Die Esteralkaloide, zu denen Protoveratrin A gehört, lösten über den Bezold-Jarisch-Reflex einen Blutdruckabfall aus. Protoveratrin A wurde daraufhin therapeutisch als blutdrucksenkendes Mittel benutzt. Es hat den späteren Antihypertensiva den Weg bereitet.

Über Feldberg, Krayer und ihre Acetylcholin-Arbeit:

»In Rome, Feldberg met Krayer at the International Congress of Physiology in 1932 and they decided (during the official reception given by Mussolini which they had refused to attend) to collaborate as soon as they returned to Berlin. ... Krayer was an expert in collecting coronary venous blood through a Morawitz cannula; Feldberg was keen on the leech assay. ... Again the demonstration was perfect. Not a single control was forgotten. The coronary blood did contract the leech muscle, only when eserine was present and when the vagus was stimulated.« (63)

Wilhelm Feldberg, der Jude war, verließ Deutschland am 7. Juli, Krayer verließ Deutschland am 31. Dezember 1933.

»Krayer has to be seen, in historical context, as one of the last and one of the greatest in the long tradition of physiological pharmacologists.« (64)

Lehre

1938 erhielt Krayer einen Ruf auf den Lehrstuhl für Pharmakologie in Peking. Darauf richteten die 152 Hörer der pharmakologischen Lehrveranstaltungen – einmalig in der Geschichte von Harvard – eine von allen unterzeichnete Bittschrift an ihn mit Durchschrift an den Dekan:

»We, the undersigned, have heard with regret of your plans to leave the Harvard Medical School. Students naturally form opinions of their teachers. As your students we wish to express our admiration for your teaching, our gratitude for all your efforts on our behalf, and our hope that, should future developments make it possible, you might stay here to give coming classes something of what you have given us.« (64)

Krayer blieb.

1966, kurz vor seiner Emeritierung, bewertete der *American Council on Education* die Lehre an den medizinischen Fakultäten der USA. Krayers Institut wurde der erste Platz unter 40 Pharmakologischen Instituten zuerkannt.

232 Wissenschaftler aus 27 Ländern wurden durch Krayer in die Pharmakologie eingeführt. »The names of these people are just as much Krayer's ›bibliography‹ as the compendium of his own publications.« (64)

Ethik in einer Zeit des Unrechts

Im Vollzug des *Gesetzes über die Wiederherstellung des Berufsbeamtentums* vom 7. April 1933 wurden alle jüdischen Beamten entlassen, soweit sie nicht Frontkämpfer des Ersten Weltkriegs waren. Folgende ordentliche Professoren der Pharmakologie wurden 1933 entlassen (61):

Philipp Ellinger (Düsseldorf; 1933 nach England emigriert)
Hermann Freund (Münster; 1944 im Konzentrationslager Mauthausen umgekommen)
Werner Lipschitz (Frankfurt am Main; 1933 in die Türkei, 1938 in die USA emigriert)
Otto Riesser (Breslau; 1939 nach Holland emigriert).
Ihnen folgten 1938 nach dem »Anschluß« Österreichs und der Besetzung der Tschechoslowakei:
Otto Loewi (Graz; 1938 nach Belgien, 1939 nach England, 1940 in die USA emigriert)
Ernst Peter Pick (Wien; 1939 in die USA emigriert)
Emil Starkenstein (Prag; 1942 im Konzentrationslager Mauthausen umgekommen).

Insgesamt wurden 1933 aus Gründen der Rasse oder der politischen Überzeugung 614 Hochschullehrer ihres Amtes enthoben. An die Erwähnungen von Werner Grab, Peter Marquardt und Georg Pietrkowski oben sei erinnert.

Otto Krayer erhielt 1933 den Ruf nach Düsseldorf als Nachfolger von Philipp Ellinger. Er sagte nein. Er war der einzige deutsche Wissenschaftler, der sich 1933 weigerte, einen Lehrstuhl zu übernehmen, dessen Inhaber aus rassischen oder politischen Gründen entlassen worden war, und dies audrücklich damit begründete, daß er die Entlassung jüdischer Wissenschaftler als ein Unrecht empfinde (61).

Aus dem Brief Krayers vom 15. Juni 1933 an den zuständigen Ministerialrat im Preußischen Ministerium für Wissenschaft, Kunst und Volksbildung:

»Sehr geehrter Herr Ministerialrat,

»... Abgesehen von unwichtigen sachlichen Erwägungen war der Hauptgrund meines Zögerns der, daß ich die Ausschaltung der jüdischen Wissenschaftler als ein Unrecht empfinde, dessen Notwendigkeit ich nicht einsehen kann, da sie, wie mir scheint, mit außerhalb der Sphäre der Wissenschaft liegenden Gründen gestützt wird.

»Diese Empfindung des Unrechts ist ein ethisches Phänomen. Es ist in der Struktur meiner Persönlichkeit begründet und keine äußerliche Konstruktion. Unter diesen Umständen würde die Übernahme einer solchen Vertretung wie der in Düsseldorf für mich eine seelische Belastung bedeuten, welche es mir erschweren würde, meine Tätigkeit als Lehrer mit jener Freude und Hingabe aufzunehmen, ohne die ich nicht recht lehren kann.

»... Die Arbeit, der ich bis jetzt meine ganze Kraft gewidmet habe, mit dem Ziele einmal alles, was ich an Kenntnissen und Fähigkeiten zu entwickeln vermag, als akademischer Lehrer wirksam werden zu lassen, ist mir so wertvoll, daß ich sie auch nicht mit der geringsten Unaufrichtikeit belasten könnte.

»Ich will lieber darauf verzichten, eine Stellung zu erlangen, die meinen Neigungen und Fähigkeiten entspricht, als daß ich gegen meine Überzeugung entscheide; oder daß ich durch Stillschweigen an unrichtiger Stelle dem Zustandekommen einer

Meinung über mich Vorschub leiste, die mit den Tatsachen nicht übereinstimmt.«

Die Antwort des Ministeriums vom 20. Juni 1933:

»In Ihrem an meinen Sachreferenten gerichteten Schreiben vom 15. Juni des Jahres bringen Sie zum Ausdruck, daß Sie die Ausschaltung jüdischer Wissenschaftler als ein Unrecht empfinden, und daß die Empfindung dieses Unrechts Sie daran hindert, eine Ihnen angetragene Vertretung zu übernehmen. Es steht Ihnen durchaus frei, Maßnahmen der Staatsregierung persönlich in beliebiger Weise zu empfinden. Es geht aber nicht an, daß Sie die Ausübung ihres Lehrberufs von diesen Empfindungen abhängig machen. Sie würden bei dieser Ihrer Haltung in der nächsten Zeit auch keinen Lehrstuhl an einer deutschen Universität übernehmen können.

»Bis zur endgültigen Entscheidung auf Grund des § 4 des Gesetzes zur Wiederherstellung des Berufsbeamtentums untersage ich Ihnen daher mit sofortiger Wirkung das Betreten staatlicher Institute sowie die Benutzung staatlicher Bibliotheken und wissenschaftlicher Hilfsmittel.«

Krayer setzte seine Arbeit an Paul Trendelenburgs *Die Hormone* in Berlin mit Hilfe von Freunden fort.

Nach dem Krieg

Von Juni bis September 1948 besuchte eine *Medical Mission to Germany* im Auftrage des *Unitarian Service Committee* unter der Leitung Otto Krayers die Medizinischen Fakultäten von sieben deutschen Universitäten, nämlich Berlin, Frankfurt, Freiburg, Göttingen, Heidelberg, München und Tübingen. Es war die erste Nachkriegsbegegnung zwischen Hochschullehrern der Medizin aus Deutschland und den USA. Ziel war, Hilfe zu leisten beim Wiederaufbau von Lehre und Forschung in der Medizin.

Aus Krayers Bericht:

»In spite of their difficulties (lack of proper housing, clothing, food supply, study materials) the students are not despondent. Although in general reserved and skeptical, the majority of them react with enthusiasm to every encouraging sign. They are earnest, they work hard and they have a great sense of obligation and a determined willingness to collaborate in attempts to create decent international human relations. To this end they look for leadership with great eagerness.

»Of the ›lost‹ generation, grown up under Hitler and supposedly poisoned beyond hope by the Nazi teaching, not much if anything can be seen. This generation is not lost. On the contrary, many of these young people now in the first years of their university education became skeptical of the Nazi doctrine long before its fallacies and disastrous features began to dawn upon the older generations. If they find response and encouragement at home and abroad as well as appropriate and wise guidance, these young men and women will be the best guarantee for a ›better‹ Germany.

»... The greatest accomplishment of the Mission seems to me to be that for the first time since cultural and political ties between Germany and the rest of the democratic western world were ruptured ten to fifteen years ago a large group of university members not connected with government and not having political motives have met with their counterparts in German universities on a basis of equality in the scientific field and with the aim and good will to establish friendly relations. That this was achieved was clearly apparent from the words of Prof. Volhard in Frankfurt, Prof. Heubner in Berlin, Professor Weber in Tübingen, Professor Hoffmann in Freiburg and Professor Bauer in Heidelberg in their closing addresses.«

Die *Medical Mission* empfahl:

Besuche deutscher Professoren bei amerikanischen medizinischen Fakultäten für jeweils zwei oder vier Monate.
Besuche jüngerer Wissenschaftler bei amerikanischen medizinischen Fakultäten für sechs bis zwölf Monate. Diese Wissenschaftler müßten zusichern, am Ende ihres Auslandsaufenthaltes nach Deutschland zurückzukehren.
Schaffung eines *German Research Council*.
Besuche von Medizinstudenten nach dem Staatsexamen für ein Jahr. Sie sollten an allen Lehrveranstaltungen teilnehmen, um sich aus studentischer Sicht ein Bild vom Medizinstudium in den USA zu machen.
Besuche deutscher Architekten in den USA, um Muster für den Wiederaufbau der kriegszerstörten Laborgebäude kennenzulernen.
Materielle Hilfe für Bibliotheken und zum Aufbau von Blutbanken und Antibiotika-Produktionsstätten.

»A university especially heavily damaged and disrupted by the war and its aftermath might be selected and its physical and academic reconstruction supported. Of the universities visited, Freiburg University would be the best choice for setting such an example.«

Dekan und Prodekan der Medizinischen Fakultät Freiburg, Ludwig Heilmeyer (1899–1969) und Sigurd Janssen, baten daraufhin, dem Universitätsbaurat Horst Linde (geb. 1912) einen Besuch amerikanischer Universitäten zu ermöglichen.

Würdigungen

Aus der von Avram Goldstein (geb. 1919) geschriebenen, maßgeblichen Biographie (64): »Otto Krayer will be remembered for many things – his outstanding research contributions to cardiovascular pharmacology, his intensely enthusiastic teaching style, his very high standards of scientific publication and editorship, his guidance and support of many young scientists who came under his influence and went on to significant careers in pharmacology or physiology. Krayer's unique contribution, however, was the example he set in ethical behavior – behavior that in his thirty-fifth year and in the flowering of a promising career brought upon him the full retribution of the Nazi hierarchy.«

»Certainly outspoken support of Jewish colleagues was rare among non-Jewish academics. Otto Krayer's case shows well the position they were in. When he, an assistant professor in Berlin, refused to accept a senior position vacated by the expulsion of a Jewish colleague in Düsseldorf and wrote publicly to give his reasons, he was dismissed from the university and expelled instantly. It had not been an easy decision for him to make. He was not then famous and his future was uncertain – he had no job to go on. Fortunately, through Feldberg and other friends, he found jobs in England and Beirut before reaching the United States, where he eventually became head of pharmacology at

Harvard, a more eminent appointment than any in Germany. Even then the Americans criticized Harvard for appointing a non-American.« (65)

»Was brachte Otto Krayer dazu, den ihm 1933 angebotenen Lehrstuhl abzulehnen? Die grauenhaften Kriegserlebnisse haben zweifellos bereits den Achtzehnjährigen geprägt, aber Krayer verschrieb sich nicht der Ideologie einer der Parteien der Weimarer Republik. Im Gegensatz zu der deutsch-national orientierten Mehrzahl der deutschen Hochschullehrer strebte Krayer nicht nach einer Revision des Versailler Vertrags sondern nach einer Verständigung, ja Freundschaft zwischen den Völkern. Er war frei von jenem Antisemitismus, der zum Beispiel in Tübingen dazu führte, daß im März 1933 an der gesamten Universität nicht mehr als zwei oder drei Juden tätig waren. Otto Krayer ging es nicht um eine politische Demonstration gegen die damalige Regierung. Vielmehr wurde er durch die Berufung vor ein ausschließlich ethisches Problem gestellt. ... Bedenken wir die Greuel des ›Dritten Reichs‹, so sollte uns seine Tat ein Trost sein.« (61)

Von allen Auszeichnungen, die er empfing, war ihm die Köndringer Ehrenbürgerschaft (1957) die liebste (Abb. 10).

Ein Vorbild für die junge Generation

Köndringen gehört heute zur Gemeinde Teningen. Eine Gruppe von Schülern der Theodor-Frank-Haupt- und Realschule Teningen hat sich im Schuljahr 2002/03, angeregt durch die Benennung eines Gebäudes der Universität Freiburg nach dem Köndringer Ehrenbürger, mit Otto Krayer beschäftigt. Aus dem Projekt gingen eine Broschüre und ein Film hervor, darin Ge-

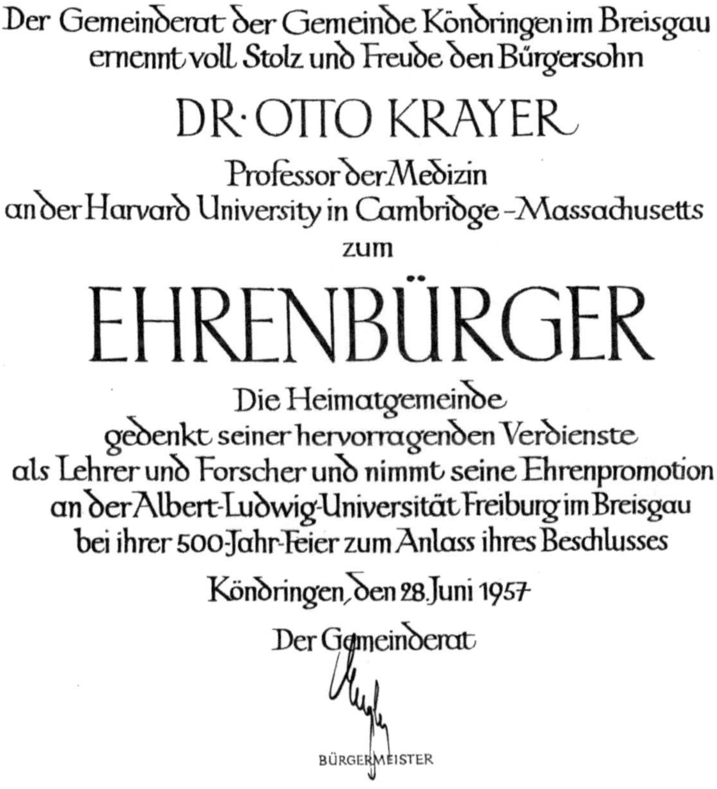

Der Gemeinderat der Gemeinde Köndringen im Breisgau
ernennt voll Stolz und Freude den Bürgersohn

DR· OTTO KRAYER

Professor der Medizin
an der Harvard University in Cambridge – Massachusetts
zum

EHRENBÜRGER

Die Heimatgemeinde
gedenkt seiner hervorragenden Verdienste
als Lehrer und Forscher und nimmt seine Ehrenpromotion
an der Albert-Ludwig-Universität Freiburg im Breisgau
bei ihrer 500-Jahr-Feier zum Anlass ihres Beschlusses

Köndringen, den 28. Juni 1957

Der Gemeinderat

BÜRGERMEISTER

Abb. 10. Die Köndringer Ehrenbürgerurkunde für Otto Krayer

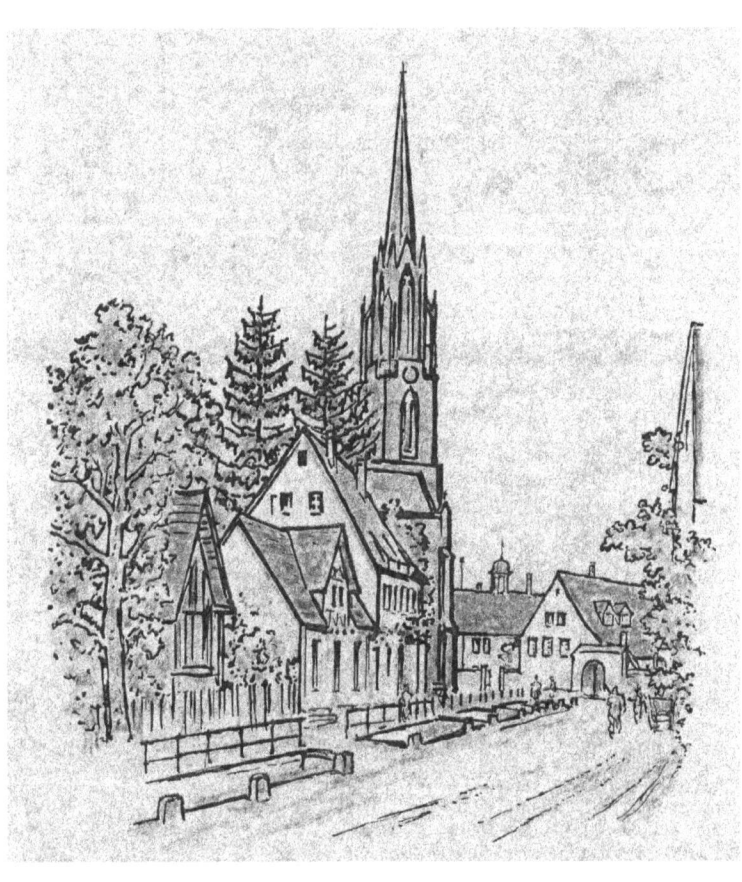

spräche der Schüler mit Ullrich Trendelenburg und Verwandten Otto Krayers. Der Film endet mit diesen Worten:

»Suchen wir nach einem Vorbild für die junge Generation, so finden wir es in Otto Krayer. Möge die Erinnerung an diesen *einen* Gerechten nicht verblassen.«

Anmerkungen

1. Der Aufsatz stützt sich besonders auf die in Fußnote 2 genannte Dissertation von Marie-Luise Back und die in Fußnote 3 genannte Monographie des Freiburger Medizinhistorikers Eduard Seidler. Die Lindner-Lüllmannschen Zeittafeln waren unentbehrlich. Viele Personen gaben bereitwillig Auskunft.
2. Back, M.L.: Die Entwicklung des Freiburger Pharmakologischen Instituts 1907–1972. Inaugural-Dissertation, Freiburg, 1986.
3. Seidler, E: Die Medizinische Fakultät der Albert-Ludwigs-Universität Freiburg im Breisgau. Springer-Verlag, Berlin, 1991.
4. Buchheim, R.: Ueber die Aufgaben und die Stellung der Pharmakologie an den deutschen Hochschulen. Arch. exp. Pathol. Pharmakol. 1876, 5, 261–278.
5. Krayer, O.: Rudolf Boehm und seine Pharmakologenschule. Herausgegeben von Melchior Reiter. Zuckschwerdt Verlag, München, 1998.

6. Straub, W.: Ueber die Wirkung des Antiarins am ausgeschnittenen, suspendirten Froschherzen. Arch. exp. Pathol. Pharmakol. 1901, 45, 346–379.
7. Stroomann, G.: Aus meinem roten Notizbuch. Societäts-Verlag, Frankfurt am Main, 1960.
8. Ther, L.: Pharmakologische Methoden. Wissenschaftliche Verlagsgesellschaft, Stuttgart, 1949.
9. Straub, W.: Vorrichtung zur Verhütung des Leertropfens des ausgeschnittenen Froschherzens nach Straub. Naunyn-Schmiedebergs Arch. exp. Pathol. Pharmakol. 1937, 185, 460.
10. Starke, K.: A history of Naunyn-Schmiedeberg's Archives of Pharmacology. Naunyn-Schmiedeberg's Arch. Pharmacol. 1998, 358, 1–109.
11. Gremels, H.: Walther Straub †. Naunyn-Schmiedebergs Arch. exp. Pathol. Pharmakol. 1947, 204, 1–12.
12. Straub, W.: Eine empfindliche biologische Reaktion auf Morphin. Dtsch. Med. Wschr. 1911, 37, 1462.
13. Hasegawa, Y., Kurachi, M., Okuyama, S., Araki, H., Otomo, S.: 5-HT$_3$ receptor antagonists inhibit the response of κ opioid receptors in the morphine-reduced Straub tail. Eur. J. Pharmacol. 1990, 190, 399–401.
14. Cheng, C.Y., Hsin, L.W., Tsai, M.C., Schmidt, W.K., Smith, C., Tam, S.W.: Synthesis and opioid activity of 7-oxygenated 2,3,4,4a,5,6,7,7a-octahydro-1H-benzofuro[3,2-e] isoquinolin-9-ols. J. Med. Chem. 1994, 37, 3121–3127.
15. Herrmann, O.: Eine biologische Nachweismethode des Morphins. Biochem. Zeitschr. 1912, 39, 216–231.
16. Muscholl, E.: Gründungsgeschichte und die ersten 25 Jahre der Deutschen Pharmakologischen Gesellschaft. Mitteilungen der DGPT 1995, Nr. 16, 29–33.

17. Muscholl, E.: Die frühen Jahre der DGPT, wissenschaftliche Höhepunkte auf Tagungen und klassische Arbeiten ihrer Mitglieder. Mitteilungen der DGPT 1995, Nr. 17, 3–10.
18. Trendelenburg, P.: Physiologische und pharmakologische Untersuchungen an der isolierten Bronchialmuskulatur. Arch. exp. Pathol. Pharmakol. 1912, 69, 79–107.
19. Nurmand, L.: Zur Geschichte der Pharmakologie an der Universität zu Tartu (Dorpat). Mitteilungen der DGPT 1996, Nr. 19, 58–63.
20. Bolton, T.B., Brading, A.F.: Edith Bülbring. Biographical Memoirs of the Royal Society 1992, 38, 69–95.
21. Loewi, O.: Eröffnungsansprache. Naunyn-Schmiedebergs Arch. exp. Pathol. Pharmakol. 1932, 167, 17–20.
22. Krayer, O.: Paul Trendelenburg. Naunyn-Schmiedebergs Arch. exp. Pathol. Pharmakol. 1931, 162, III–IX.
23. Straub, W.: Paul Trendelenburg †. Dtsch. Med. Wschr. 1931, 57, 374–376.
24. Trendelenburg, P.: Physiologische und pharmakologische Versuche über die Dünndarmperistaltik. Arch. exp. Pathol. Pharmakol. 1917, 81, 55–129.
25. Trendelenburg, P.: Grundlagen der allgemeinen und speziellen Arzneiverordnung. Verlag Vogel, Leipzig, 1926.
26. Janssen, S.: Der Gaswechsel des Skelettmuskels im Tonus. Naunyn-Schmiedebergs Arch. exp. Pathol. Phamakol. 1927, 119, 31–55.
27. Erinnerung der langjährigen medizinisch-technischen Assistentin und Institutssekretärin Margarethe Kötter. Aus Anm. 2.
28. Bruecher, M.: Freiburg im Breisgau 1945. Eine Dokumentation. Verlag Rombach, Freiburg, 1980.

29. Schmidt, L.: Pharmakologie und Toxikologie einer neuen Klasse von Verbindungen mit laxierender Wirkung. Arzneim.-Forsch. 1953, 3, 19–23.
30. Rein, H., Janssen, S.: Über ein Verfahren zur unblutigen Messung der Wärmebildung und der absoluten Zirkulationsgröße in der Niere. Ber. ges. Physiol. 1927, 42, 565–566.
31. Rein, H.: Über Durchblutungsmessungen an Organen in situ, insbesondere mit der Thermostromuhr. Ergebn. Physiol. 1944, 45, 514–572.
32. Janssen, S., Grupp, G.: Untersuchungen über die Temperaturverteilung in der Niere des Hundes. Naunyn-Schmiedebergs Arch. exp. Pathol. Pharmakol. 1957, 230, 245–256.
33. Janssen, S., Aschoff, J., Baumgartner, G., Grupp, G., Hierholzer, K., Hille, H., Oberdorf, A., Rummel, W., Wever, R.: Vergleich und Kritik verschiedener Durchblutungs-Meßmethoden. Pflügers Archiv 1957, 264, 198–216.
34. Walter Rummel, persönliche Mitteilung.
35. Schmidt, L.: In memoriam Sigurd Janssen. Arzneim.-Forsch. 1968, 18, 1065–1066.
36. Klaus Hierholzer, persönliche Mitteilung.
37. Hermann Heidegger, persönliche Mitteilung.
38. Robert Engelhorn, persönliche Mitteilung.
39. Universitätsarchiv Freiburg B53 / 110. Mit dem Homburger Pharmakologen ist Walter Rummel gemeint, der aber eher ein Schüler von Hellmut Weese (1897–1954) und Walter Wilbrandt (1907–1979) war.
40. Hahn, F.: Digitaliskumulation und Herzleistung. Naunyn-Schmiedebergs Arch. exp. Pathol. Pharmakol. 1939, 192, 499–523.

41. Giertz, H., Hahn, F., Hahn, H., Schmutzler, W.: Über den Plasmahistamingehalt bei der Meerschweinchenanaphylaxie. Klin. Wschr. 1962, 40, 598–600.
42. Kretzschmar, R.: Pharmakologische Untersuchungen zur zentralnervösen Wirkung und zum Wirkungsmechanismus der Kava-Droge (Piper methysticum Forst) und ihrer kristallinen Inhaltsstoffe. In Loew, D., Rietbrock, N. (Hrsg.): Phytopharmaka in Forschung und klinischer Anwendung. Steinkopff, Darmstadt, 1995, 29–38.
43. Wolfgang Schmutzler, persönliche Mitteilung.
44. Gerhard Schultze-Werninghaus, persönliche Mitteilung.
45. Universitätsarchiv Freiburg B53 / 111.
46. Hertting, G.: The fate of ^{3}H-iso-proterenol in the rat. Biochem. Pharmacol. 1964, 13, 1119–1128.
47. Meyer, D.K., Hertting, G.: Drinking induced by direct or indirect stimulation of beta-receptors: evidence for involvement of the renin-angiotensin system. In Peters, G., Fitzsimons, J.T., Peters-Haefeli, L.: Control Mechanisms of Drinking. Springer-Verlag, Berlin, 1975, 89–93.
48. Hertting, G., Seregi, A.: Formation and function of eicosanoids in the central nervous system. Ann. N.Y. Acad. Sci. 1989, 559, 84–99.
49. Allgaier, C., Feuerstein, T.J., Jackisch, R., Hertting, G.: Islet-activating protein (pertussis toxin) diminishes α_2-adrenoceptor mediated effects on noradrenaline release. Naunyn-Schmiedeberg's Arch. Pharmacol. 1985, 331, 235–239.
50. Otto Haller, 1994/95 Dekan der Medizinischen Fakultät, persönliche Mitteilung.
51. Universitätsarchiv Freiburg B53 / 222.

52. Ziegler, E.: Zum 60. Geburtstag von Professor Dr.med. Peter Marquardt. Arzneim.-Forsch. 1970, 20, 1610–1612.
53. Badische Zeitung, 30. Oktober 2001.
54. Hierholzer, K., Fröhner, K., Schleer, S.: Ein neuer Blasengeber für das Bubble-Flow-Meter. Pflügers Archiv 1957, 264, 94–96.
55. Starke, K., Göthert, M., Kilbinger, H.: Modulation of neurotransmitter release by presynaptic autoreceptors. Physiol. Rev. 1989, 69, 864–989.
56. Starke, K.: Presynaptic autoreceptors in the third decade: focus on α_2-adrenoceptors. J. Neurochem. 2001, 78, 685–693.
57. Just, I., Selzer, J., Wilm, M., von Eichel-Streiber, C., Mann, M., Aktories, K. Glucosylation of Rho proteins by *Clostridium difficile* toxin B. Nature 1995, 375, 500–503.
58. Schmidt, G., Sehr, P., Wilm, M., Selzer, J., Mann, M., Aktories, K. Gln 63 of Rho is deamidated by *Escherichia coli* cycotoxic necrotizing factor-1. Nature 1997, 387, 725–729.
59. Aktories, K., Just, I. (eds.): Bacterial Protein Toxins. Handbook of Experimental Pharmacology, vol. 145. Springer, Berlin, 2000.
60. Schmiedeberg, O.: Grundriss der Arzneimittellehre. Vogel, Leipzig, 1883.
61. Trendelenburg, U.: Otto Krayer (22.10.1899 bis 18.3.1982) und das »Gesetz zur Wiederherstellung des Berufsbeamtentums« (April 1933). Mitteilungen der DGPT 1995, Nr. 16, 33–34.
62. Feldberg, W., Krayer, O.: Das Auftreten eines azetylcholinartigen Stoffes im Herzvenenblut von Warmblütern bei

Reizung der Nervi vagi. Naunyn-Schmiedebergs Arch. exp. Pathol. Pharmakol. 1933, 172, 170–193.
63. Bacq, Z.M.: Chemical transmission of nerve impulses. In Parnham, M.J., Bruinvels, J. (eds.): Discoveries in Pharmacology, vol. 1. Elsevier, Amsterdam, 1983, 49–103.
64. Goldstein, A.: Otto Krayer 1899–1982. Biographical Memoirs of the National Academy of Sciences 1987, 57, 151–225.
65. Medawar, J., Pyke, D.: Hitler's Gift. Scientists Who Fled Nazi Germany. Richard Cohen Books, London, 2000.

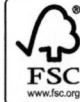

MIX
Papier aus verantwortungsvollen Quellen
Paper from responsible sources
FSC® C105338

If you have any concerns about our products,
you can contact us on
ProductSafety@springernature.com

In case Publisher is established outside the EU,
the EU authorized representative is:
**Springer Nature Customer Service Center GmbH
Europaplatz 3, 69115 Heidelberg, Germany**

Printed by Libri Plureos GmbH
in Hamburg, Germany